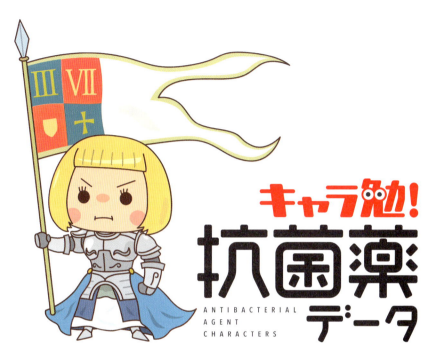

キャラ勉！抗菌薬データ

ANTIBACTERIAL AGENT CHARACTERS

著　黒山 政一　小原 美江　村木 優一

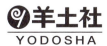

謹告

　本書に記載されている診断法・治療法に関しては，発行時点における最新の情報に基づき，正確を期するよう，著者ならびに出版社はそれぞれ最善の努力を払っております．しかし，医学，医療の進歩により，記載された内容が正確かつ完全ではなくなる場合もございます．

　したがって，実際の診断法・治療法で，熟知していない，あるいは汎用されていない新薬をはじめとする医薬品の使用，検査の実施および判読にあたっては，まず医薬品添付文書や機器および試薬の説明書で確認され，また診療技術に関しては十分考慮されたうえで，常に細心の注意を払われるようお願いいたします．

　本書記載の診断法・治療法・医薬品・検査法・疾患への適応などが，その後の医学研究ならびに医療の進歩により本書発行後に変更された場合，その診断法・治療法・医薬品・検査法・疾患への適応などによる不測の事故に対して，著者ならびに出版社はその責を負いかねますのでご了承ください．

はじめに

　医療の進歩は，多くの不治の病を克服し，人類にとって多大な福音を
もたらしました．特に，抗菌薬の臨床への応用は，感染症による死亡率
を減少させ，平均寿命の上昇にも大きく貢献しました．その一方で，抗
菌薬の使用量の増大を招き，難治性の感染症や多剤耐性菌の増加をきた
すことになりました．これらは他の疾患と異なり，他に伝播・感染する
ため，その対応が大きな課題になっています．感染症に適切に対応して，
耐性菌を増加させないためには，医師はもちろんのこと，看護師，薬剤
師などの関連するメディカルスタッフが抗菌薬に関する適切な知識を持
つ必要があります．新規抗菌薬の開発が難しい時代において，既存の抗
菌薬を適正に使用する重要性が今まで以上に高まっています．

　これまで抗菌薬の選び方・使い方について扱った書籍は多くあります
が，初心者にとって本当にわかりやすい入門書は，必ずしも多くはなかっ
たのではないでしょうか．本書は，臨床上重要な代表的な52の抗菌薬
（抗真菌薬，抗ウイルス薬）と代表的な20の疾患を取り上げ，抗菌薬の
使い方を「わかりやすく！ 覚えやすく！」をコンセプトに，できるだけ
ビジュアル化に徹した構成としました．

　抗菌薬は系統別に統一したキャラクターで表し，イメージとして捉え
ることができるように工夫しました（例えば，ペニシリン系薬は西洋の
騎士や戦国武者をイメージさせる集団，セフェム系薬は世代別に異なる
戦隊ヒーローに設定しています）．そして，それぞれの抗菌薬の特徴を
キャッチコピーとして簡潔にまとめるとともに，作用機序，PK/PDパラ
メータ，タンパク結合率，分布容積，代謝/排泄，分子量，臓器障害患
者への投与，妊婦・授乳婦への投与などはアイコンで視覚化しています．

また，適応菌種も9のグループに分けキャラクター化しています．疾患と原因菌，よく使われる抗菌薬の関連も視覚に訴える構成になっています．

抗菌薬に関してすぐに理解を深めたい方は第2章の「抗菌薬キャラクターデータ」から，疾患と抗菌薬の関係について知りたい方は第3章の「感染症別抗菌薬の使い方」から，抗菌薬についてじっくり勉強したい方は第1章の「感染症と抗菌薬」からご覧いただければと思います．どのような活用方法にも対応できる構成となっています．

本書は，抗菌薬についてはじめて学ぶ方，他の書籍で学んだが少し難解だった方を対象にして，親しみながら抗菌薬の適正使用に関する大枠の知識を得ていただくための入門書です．現在，臨床の現場で活躍されている研修医，看護師，病院薬剤師の方はもちろん，保険薬局の薬剤師の方，将来，医療系の職種を目指す学生の方にとっても有用な書籍ではないかと考えています．また，実際に抗菌薬に関して興味を持たれている一般の方にとっても参考になると思います．本書が，抗菌薬の適正使用のための第一歩になれば幸いです．

本書の発刊に当たり，企画の段階からご尽力いただいた羊土社編集部の皆様，実際の制作にあたりご助言をいただいた株式会社ビーコムプラスの島田栄次氏，イラストをご担当いただいた稲葉貴洋氏に感謝いたします．

2017年9月

黒山政一，小原美江，村木優一

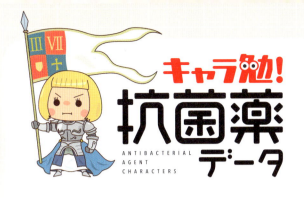

- 本書を読む前に　010
- 本書の使い方　012

第1章　感染症と抗菌薬　015

感染症と抗微生物薬 …………………………………… 016
抗菌薬と抗生物質 016／微生物の分類 017

一般細菌の分類と特徴 ………………………………… 018
細菌の染色性 018／細菌の基本構造 019／好気性菌と嫌気性菌 019

微生物の種類と特徴 …………………………………… 020
グラム陽性球菌 020／グラム陽性桿菌 021／グラム陰性球菌 021／
グラム陰性桿菌 022／嫌気性菌 023／抗酸菌（結核菌）023／
特殊な細菌（マイコプラズマ，リケッチア，クラミジア）024／
真菌 024／ウイルス 025

耐性菌とは …………………………………………………… 026
耐性菌の種類 026／耐性菌はどうして生まれるか 027／
抗菌スペクトルとは 027

抗菌薬の分類と特徴 …………………………………… 028
ペニシリン系薬 028／セフェム系薬 029／他のβ-ラクタム系薬
（カルバペネム系薬，モノバクタム系薬）030／ホスホマイシン系薬 030／

アミノグリコシド系薬 031 ／マクロライド系薬 032 ／
リンコマイシン系薬 032 ／テトラサイクリン系薬 033 ／
ニューキノロン系薬 033 ／抗 MRSA 薬 034 ／その他の抗菌薬 035 ／
抗結核薬 036 ／抗真菌薬 036 ／抗ウイルス薬 037

適正に使用するために ………………………………………………… 038
抗菌薬使用の基本 038 ／抗菌薬の PK/PD 理論とは 039 ／
抗菌薬の PK/PD パラメータ 040 ／抗菌薬の TDM 041 ／
臓器障害患者への抗菌薬の投与 042 ／
妊婦・授乳婦への抗菌薬の投与 043 ／
抗菌薬の副作用 044 ／抗菌薬の相互作用 044

第2章 抗菌薬キャラクターデータ 045

ペニシリン系薬
1 ベンジルペニシリン ……………………………………… 046
2 アンピシリン …………………………………………… 048
3 アモキシシリン ………………………………………… 050
4 ピペラシリン …………………………………………… 052
5 スルタミシリン ………………………………………… 054
6 アンピシリン・スルバクタム ………………………… 056
7 アモキシシリン・クラブラン酸 ……………………… 058
8 ピペラシリン・タゾバクタム ………………………… 060

セフェム系薬
9 セファゾリン …………………………………………… 062
10 セフメタゾール ………………………………………… 064
11 フロモキセフ …………………………………………… 066
12 セフトリアキソン ……………………………………… 068
13 セフェピム ……………………………………………… 070
14 セフジトレン …………………………………………… 072

他のβ-ラクタム系薬 （カルバペネム系薬，モノバクタム系薬）

15 メロペネム ･････････････････････････ 074
16 テビペネム ･････････････････････････ 076
17 アズトレオナム ･･････････････････････ 078

ホスホマイシン系薬

18 ホスホマイシン ･････････････････････ 080

アミノグリコシド系薬

19 ストレプトマイシン ･････････････････ 082
20 カナマイシン ［内］ ････････････････ 084
21 ゲンタマイシン ･････････････････････ 086
22 アミカシン ･････････････････････････ 088
23 アルベカシン ･･･････････････････････ 090

マクロライド系薬

24 クラリスロマイシン ･････････････････ 092
25 アジスロマイシン ･･･････････････････ 094

リンコマイシン系薬

26 クリンダマイシン ･･･････････････････ 096

テトラサイクリン系薬

27 ミノサイクリン ･････････････････････ 098

ニューキノロン系薬

28 レボフロキサシン ･･･････････････････ 100
29 ガレノキサシン ･････････････････････ 102

抗MRSA薬

30 バンコマイシン ［注］ ･･････････････ 104
31 バンコマイシン ［内］ ･･････････････ 106
32 テイコプラニン ･････････････････････ 108
33 ダプトマイシン ･････････････････････ 110
34 リネゾリド ･････････････････････････ 112

その他

35 チゲサイクリン ……………………………… 114

36 コリスチン［注］ ……………………………… 116

37 スルファメトキサゾール・トリメトプリム ……… 118

38 メトロニダゾール ……………………………… 120

抗結核薬

39 イソニアジド …………………………………… 122

40 リファンピシン ………………………………… 124

41 ピラジナミド …………………………………… 126

42 エタンブトール ………………………………… 128

抗真菌薬

43 リポソーマルアムホテリシンB ……………… 130

44 ホスフルコナゾール …………………………… 132

45 ボリコナゾール ………………………………… 134

46 ミカファンギン ………………………………… 136

47 ペンタミジン …………………………………… 138

抗ウイルス薬

48 バラシクロビル ………………………………… 140

49 オセルタミビル ………………………………… 142

50 ザナミビル ……………………………………… 144

51 ラニナミビル …………………………………… 146

52 ペラミビル ……………………………………… 148

Column「適応症」「適応菌種」と「適応外使用」／抗菌薬の投与期間 …… 150

第3章 感染症別 抗菌薬の使い方　151

- 敗血症 …………………………………………… 152
- 感染性心内膜炎 ………………………………… 154

- 細菌性髄膜炎 ………………………………………… **156**
- 急性気道感染症 ……………………………………… **158**
- 肺炎（市中肺炎，医療・介護関連肺炎，院内肺炎）…… **160**
- 腸管感染症 …………………………………………… **162**
- 腹腔内感染症（腹膜炎，肝胆道系感染症）………… **164**
- 尿路感染症（急性単純性膀胱炎・腎盂腎炎，複雑性膀胱炎・腎盂腎炎）… **166**
- 性感染症 ……………………………………………… **168**
- 婦人科感染症 ………………………………………… **170**
- 耳鼻科感染症（中耳炎，副鼻腔炎）………………… **171**
- 眼感染症 ……………………………………………… **172**
- 歯性感染症 …………………………………………… **173**
- 手術部位感染症 ……………………………………… **174**
- 骨髄炎，関節炎 ……………………………………… **176**
- 皮膚軟部組織感染症 ………………………………… **178**
- 発熱性好中球減少症 ………………………………… **180**
- 結核 …………………………………………………… **182**
- 深在性真菌症（カンジダ血症，肺真菌症）………… **184**
- インフルエンザ ……………………………………… **186**

Column AMR対策アクションプラン／
抗菌薬適正使用支援（antimicrobial stewardship）……………… **188**

付録　　　　　　　　　　　　　　　　　　　　189

- 薬品別適応症 一覧表 ………………………………… **190**
- 薬品別適応菌種 一覧表 ……………………………… **194**

● 索引　　**198**

本書を読む前に
抗菌薬キャラクターのイメージ設定について

　本書は，抗菌薬（抗真菌薬・抗ウイルス薬含む）を14の系統に分けて52の薬剤キャラクターで表しています．各系統（薬剤集団）ごとに時代背景や職業などをイメージし，象徴する旗（エンブレム）を作成しました．本書に登場する薬剤キャラクターたちが，なぜそのような設定になったのか頭に定着させ，楽しみながら「キャラ勉」しましょう．

 ペニシリン系薬
歴史とプライドで戦い続ける抗菌薬のレジェンド
Image keyword ➡ 中世ヨーロッパの兵士，国産品は戦国武将

 セフェム系薬
世代別に特徴をもち，戦う相手（細菌）が異なるヒーローたち
Image keyword ➡ 世代別戦隊ヒーロー

 他のβ-ラクタム系薬（カルバペネム系薬, モノバクタム系薬）
「日本の夜明けぜよ」広い抗菌スペクトルに幕末の志士を想う
Image keyword ➡ 幕末の志士や偉人，国産品が多い

 ホスホマイシン系薬
ホスホマイシンは情熱の国スペインと米国の共同開発
Image keyword ➡ 闘牛士，スペイン，フラメンコ

 アミノグリコシド系薬
タンパク質製造工場であるリボソームの働きを抑える技術系集団
Image keyword ➡ 工夫，大工，技師，工具

 マクロライド系薬
非定型細菌感染症にはめっぽう強い女戦士
Image keyword ➡ 歴史に名を残す女傑，尼将軍

リンコマイシン系薬
マクロライド系とは似た作用機序だがより戦う姿勢が強い！
Image keyword ➡ 女性軍人

 テトラサイクリン系薬
幅広い抗菌スペクトルは誰からも敬愛される女王的存在
Image keyword ➡ 古代エジプト，神秘

 ニューキノロン系薬
多くの民を救済するために各科領域で広く使われる合成抗菌薬
Image keyword ➡ 伝道師，宗教家

 抗MRSA薬
メチシリン耐性黄色ブドウ球菌をターゲットとする特殊部隊
Image keyword ➡ 忍者，魔法，勇者

 その他の抗菌薬
適応菌，作用機序がそれぞれ異なる個性的な抗菌薬
Image keyword ➡ 獣人，超合金のロボットダンサー

 抗結核薬
長期に用いる治療薬だが現代では不治の病ではなくなった
Image keyword ➡ 冒険家，探検家

 抗真菌薬
悪さをする真菌は許さない！ 真菌の生育を阻害する山の民
Image keyword ➡ ハンター，マタギ，カビ，キノコ

 抗ウイルス薬
生物とはいいがたいウイルスに挑むロボット軍団
Image keyword ➡ 武装ロボット，サイボーグ，SF

本書の使い方（第2章）

薬剤の適応，投与方法，注意事項，作用などをアイコン化して瞬時に判読できる体裁にしています．ここで，取り上げたアイコンの解説とデータの見かたを示しておきます．

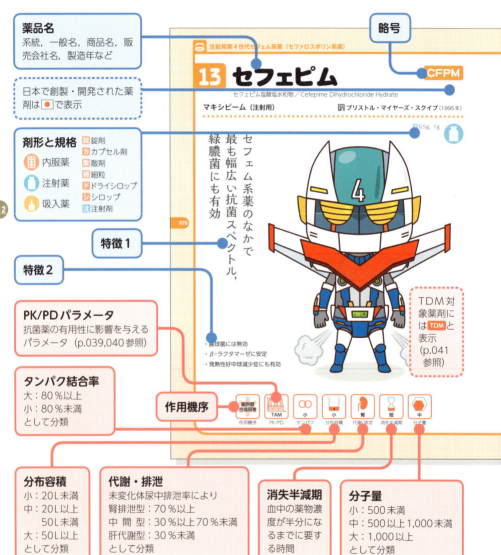

- **薬品名**：系統，一般名，商品名，販売会社名，製造年など
- **日本で創製・開発された薬剤は 🇯🇵 で表示**
- **剤形と規格**
  - 内服薬：錠 錠剤／カ カプセル剤／散 散剤／細 細粒／ド ドライシロップ／シ シロップ
  - 注射薬：注 注射剤
  - 吸入薬
- **特徴1**
- **特徴2**
- **PK/PDパラメータ**：抗菌薬の有用性に影響を与えるパラメータ（p.039, 040参照）
- **タンパク結合率**
  - 大：80％以上
  - 小：80％未満
  として分類
- **略号**
- **TDM対象薬剤には TDM と表示（p.041参照）**
- **分布容積**
  - 小：20L未満
  - 中：20L以上50L未満
  - 大：50L以上
  として分類
- **代謝・排泄**：未変化体尿中排泄率により
  - 腎排泄型：70％以上
  - 中間型：30％以上70％未満
  - 肝代謝型：30％未満
  として分類
- **消失半減期**：血中の薬物濃度が半分になるまでに要する時間
- **分子量**
  - 小：500未満
  - 中：500以上1,000未満
  - 大：1,000以上
  として分類

アイコンのもつ意味や数値の読み取り方を理解して薬剤の知識を深めてください．参照ページを示す項目は第1章で解説しています．

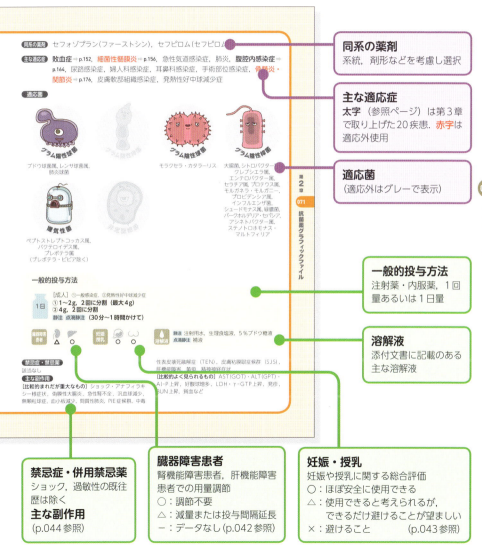

本書の使い方（第3章）

　領域ごとに代表的な20の疾患を取り上げ，主な症状や原因微生物，よく使用される抗菌薬の例を表しています．各薬剤キャラクターは第2章の分類に基づき色分けされた台上に立っています．該当する薬剤のページ数（第2章）に立ち戻り，詳しいデータを確認しましょう．

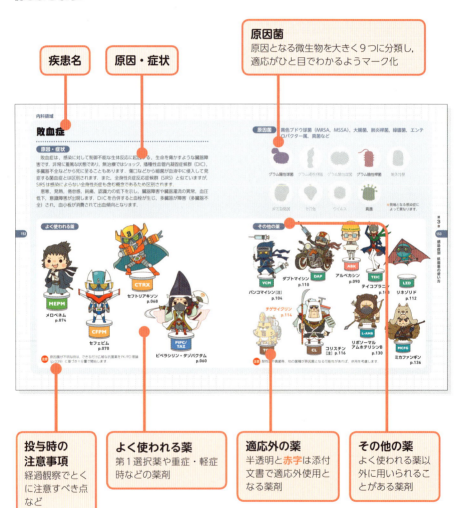

第 1 章

感染症と抗菌薬

過去には「死の病」として恐れられていた感染症に対して，生活環境の改善，ワクチンの開発，そして，有効な抗生物質（抗菌薬）の発見が大きな成果を挙げてきました．はじめに感染症の基礎知識として抗菌薬や病原微生物の特徴をみていきましょう．

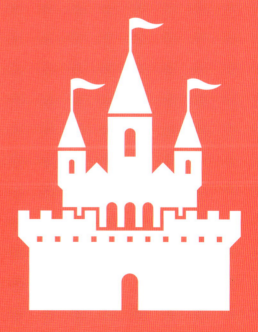

感染症と抗微生物薬

病原微生物がいろいろな経路から体内に入って増殖することを感染といいます．感染が原因となって病的な症状が現れている状態が感染症です．この感染症の原因である病原微生物に対して使用される薬が抗微生物薬です．

抗菌薬と抗生物質

抗微生物薬のうち，細菌に対して用いられる薬を抗菌薬，真菌に対して用いられる薬を抗真菌薬，ウイルスに対して用いられる薬を抗ウイルス薬といいます．

これらのうち，ペニシリンのように微生物（例えば，アオカビ）が作り出したものを抗生物質と呼びます[*1]．抗菌薬と抗生物質は同意語的に使用される場合があります．これらは病気の原因となる病原微生物そのものに直接作用する数少ない原因療法薬[*2]です．

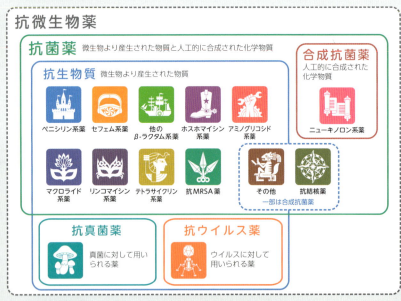

*1：最近の抗生物質には人工的に合成されたものも少なくありません．
*2：他の疾患に用いられる多くの薬は，単にその症状を軽減させるだけの対症療法薬です．

微生物の分類

微生物とは肉眼で確認することができない単細胞（または，それに近い多細胞）の微小な生物で，原核生物と真核生物に分けられます．原核生物には核はなく，遺伝に必要な情報を含むDNA（デオキシリボ核酸：deoxyribonucleic acid）は細胞質にあります．真核生物にはヒトの細胞と同じようにDNAを含む核があります（➡ **p.019**）．前者には，一般細菌，マイコプラズマ，クラミジア，リケッチア，後者には真菌があります．ウイルスは，自ら増殖できないため，生物と無生物の中間と考えられています．それぞれの微生物のおおよその大きさを表に示します．

分類			大きさ	
ウイルス			20〜100nm	
原核生物	特殊な細菌	マイコプラズマ クラミジア リケッチア	0.1〜0.3μm 0.3〜0.4μm 0.3〜0.8μm	
	一般細菌		1〜4μm	
真核生物	真　菌		5〜25μm	

ヒトが肉眼で見ることができる大きさの限界は，0.1mm（100μm）程度です．そのため，直接，微生物を肉眼で見ることができません．一般の顕微鏡（光学顕微鏡）では，1,500倍くらいまで拡大できるので，0.2μmくらいの大きさまで見ることができ，真菌，一般細菌，特殊な細菌の観察が可能になります．電子顕微鏡では100万倍まで拡大できるので，ウイルスまで観察することが可能となります．

一般細菌の分類と特徴

多くの感染症を引き起こす原因となる一般細菌は，その形状により球菌（球状），桿菌（桿状）に大別*されます．

*球菌，桿菌のほかに，らせん菌（らせん状）を分類することがあります．

細菌の染色性

特殊な色素によるグラム染色法により，黒紫色に染まるグラム陽性菌と赤色に染まるグラム陰性菌に区分することができます．すなわち，グラム陽性の球菌，グラム陽性の桿菌，グラム陰性の球菌，グラム陰性の桿菌に分類されます．

形状 ＼ 染色性	グラム陽性 Gram-positive	グラム陰性 Gram-negative
球菌 (spherical)	**グラム陽性球菌** ブドウ球菌，連鎖球菌，肺炎球菌など	**グラム陰性球菌** 髄膜炎菌，淋菌など
桿菌 (rod)	**グラム陽性桿菌** ボツリヌス菌，破傷風菌，ウェルシュ菌など	**グラム陰性桿菌** 大腸菌，緑膿菌，インフルエンザ菌など

細菌の基本構造

　細菌の基本構造は，細胞壁，細胞質膜，細胞質，核から構成されています．その他の外膜，莢膜，鞭毛，繊毛などの有無は菌種により異なります（図）．グラム陽性菌には，外膜がなく，細胞壁（主成分：ペプチドグリカンと呼ばれる高分子から構成）が厚く，グラム陰性菌には，外膜があり，細胞壁が薄くなっています．このことがグラム染色での染まり具合が異なる要因になります．細胞壁は，ヒトの細胞にはないので，細胞壁を標的とする抗菌薬は選択毒性が高く，副作用が少なくなります．

細菌の基本構造

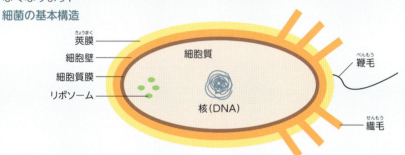

好気性菌と嫌気性菌

　細菌は，好気性菌と嫌気性菌に区分されることがあります．前者は生きていくために高等動物のように酸素を必要とし，後者は酸素がなくても生きていくことができます．さらに，嫌気性菌は，酸素があっても生きていける「通性嫌気性菌」と酸素があると死んでしまう「偏性嫌気性菌」とに分けることができます．医療の場で，一般に嫌気性菌と呼んでいるのは，「偏性嫌気性菌」のことです．

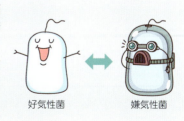

微生物の種類と特徴

　ここからは，病原微生物を分類し，順を追ってその特徴を解説します．分類ごとに微生物をイラスト化し，第2章では抗菌薬の適応菌，第3章では感染症の原因菌として視覚的にわかるアイコンとして用います．

グラム陽性球菌

　代表的なグラム陽性球菌に，ブドウ球菌属，レンサ球菌属，腸球菌があります．

分類	菌種	特徴	疾患や症状
ブドウ球菌属	黄色ブドウ球菌（コアグラーゼ陽性）	病原性が強く，多くの疾患の原因となる	敗血症，感染性心内膜炎，骨髄炎・関節炎，皮膚軟部組織感染症，手術部位感染症，発熱性好中球減少症など
	メチシリン耐性黄色ブドウ球菌（MRSA）	院内感染の原因となり，臨床上大きな問題となっている	院内感染
	表皮ブドウ球菌（コアグラーゼ陰性）	病原性が弱く，通常，常在菌として存在する	手術部位感染症，発熱性好中球減少症などの原因
レンサ球菌属	肺炎球菌	近年，ペニシリンに対するMIC（最小発育阻止濃度）の上昇が問題になっている	肺炎，髄膜炎，中耳炎
	化膿レンサ球菌（A群レンサ球菌）	極めて進行の早い致死的な感染症を引き起こすことがある	咽頭炎・扁桃炎や劇症型A群レンサ球菌感染症
	緑色（ビリダンス）レンサ球菌	口腔内の常在菌	細菌性心内膜炎の原因
腸球菌	腸管の常在菌	病原性は低く，日和見感染の原因になる．多くの抗菌薬に対して自然耐性を持つ	感染性心内膜炎，腹膜炎，胆肝道系感染症，骨髄炎・関節炎，手術部位感染症など

　ブドウ球菌属は，ブドウの房状の形状を示し，コアグラーゼ[*1]という酵素の産生の有無により，コアグラーゼ陽性ブドウ球菌とコアグラーゼ陰性ブドウ球菌に分けられます．

レンサ球菌属は鎖がつながったような形状[*2]で，肺炎球菌，化膿レンサ球菌（A群レンサ球菌），緑色（ビリダンス）レンサ球菌などがあります．

腸球菌は腸管の常在菌で，病原性は低く，日和見感染の原因になります．

[*1] コアグラーゼ：血漿を凝固させる働きのある酵素です．この酵素を産生する菌は自らを血漿の凝固成分で覆うため抵抗性が強くなります．
[*2] 肺炎球菌は，菌が2つ連なった形状（双球菌）です．

グラム陽性桿菌

代表的なグラム陽性桿菌に，バシラス属の炭疽菌，セレウス菌があります．炭疽菌は感染力が強く，芽胞を作り厳しい条件でも生き延びるためバイオテロに使用される可能性があります．セレウス菌は下痢・嘔吐などの食中毒の原因になり，敗血症，脳炎を起こすことがあります．

グラム陰性球菌

代表的なグラム陰性球菌には，ナイセリア属とモラクセラ属があります．

ナイセリア属には淋菌と髄膜炎菌があります．淋菌は接触感染（性感染症）により，尿道炎，子宮頸管炎を引き起こします．髄膜炎菌は細菌性髄膜炎の原因になります．モラクセラ属のモラクセラ・カタラリス[*]は上気道に常在し，市中肺炎，副鼻腔炎，中耳炎の原因菌となります．

[*] 以前は，ブランハメラ・カタラリスと呼ばれていました．

グラム陰性桿菌

グラム陰性桿菌には，非常に多くの菌種があります．このグループは，①腸内細菌科，②主に腸管感染を引き起こすグループ，③その他のグラム陰性桿菌に分類すると理解しやすいです．

腸内細菌科は大腸菌とその他の腸内細菌科に分けることができます．

分類	菌種	特徴	疾患や症状
腸内細菌科	大腸菌	通性嫌気性で，通常，大腸内に常在して無害．しかし，腸管外の臓器に感染することがある	敗血症，腹膜炎，胆道系感染症，尿路感染症など．また，特殊な毒素などを生産する大腸菌（下痢性大腸菌*）は，下痢，血便などの激しい消化器症状を起こす
その他の腸内細菌科	肺炎桿菌，セラチア属，シトロバクター属，エンテロバクター属，プロテウス属（プロテウス・ミラビリス），プロビデンシア属，モルガネラ属など	腸管内に生息し，いずれも通性嫌気性の弱毒菌	主に日和見感染として院内感染の原因になる
主に腸管感染を引き起こすグループ	赤痢菌，サルモネラ属，ビブリオ属	通性嫌気性で，伝染性・病原性がとても強く，腸管感染症を引き起こす	赤痢菌は細菌性赤痢．ビブリオ属のコレラ菌・腸炎ビブリオは下痢・脱水など．サルモネラ属は腸チフス，パラチフスの原因菌
その他のグラム陰性桿菌	シュードモナス属，バークホルディア属，ステノトロホモナス属，アシネトバクター属	好気性で，ブドウ糖非発酵グラム陰性桿菌と呼ばれる．弱毒菌で，日和見感染の原因菌．緑膿菌はシュードモナス属の主要な病原菌で，主に水回りに生息．多剤耐性菌が問題となっている	敗血症，骨髄炎・関節炎，複雑性尿路感染症，発熱性好中球減少症など．多剤耐性菌による院内感染の発生
	ヘモフィルス属（インフルエンザ菌），レジオネラ属，百日咳菌	主に鼻咽腔に常在している通性嫌気性菌．レジオネラ属は淡水中に生息している好気性菌	肺炎のほか，細菌性髄膜炎，中耳炎・副鼻腔炎など．百日咳菌は，気道粘膜で増殖し百日咳の原因菌
	カンピロバクター属，ヘリコバクター・ピロリ	らせん状の形状を示す微好気性菌．ヘリコバクター・ピロリ（ピロリ菌）は胃がんのリスク因子とも考えられる	カンピロバクター属は急性腸炎（細菌性食中毒）．ヘリコバクター・ピロリは胃炎，胃潰瘍，十二指腸潰瘍の原因菌

＊過去に，下痢性大腸菌の1つである腸管出血性大腸菌により集団食中毒が発生し，大きな社会問題となりました（1996年の学校給食，2011年の焼肉チェーン店）．

嫌気性菌

　臨床の場でいわゆる嫌気性菌と呼ばれる偏性嫌気性菌で，ペプトストレプトコッカス属，バクテロイデス属，プレボテラ属，クロストリジウム属などがあります．

菌種	特徴	疾患や症状
ペプトストレプトコッカス属	腸管内，泌尿生殖器に常在するグラム陽性球菌	骨盤内感染症で高い頻度で分離
バクテロイデス属	ヒトの大腸内の主要なグラム陰性桿菌．外傷，外科手術等により他の組織へ移行	腹膜炎，胆道系感染症，膿瘍（悪臭や分泌液を伴う感染症）を引き起こす
プレボテラ属	主に口腔内にみられるグラム陰性桿菌	女性生殖器感染症に関与している
クロストリジウム属	芽胞*形成するグラム陽性桿菌．土壌，海水などの沈殿物，ヒトの腸管内に生存している	破傷風菌は破傷風．クロストリジウム・ディフィシルは偽膜性大腸炎，抗菌薬関連下痢症の原因となる

＊芽胞を形成することで，熱，乾燥，消毒薬，抗菌薬に抵抗性を示します．

抗酸菌（結核菌）

　マイコバクテリウム属は，細胞壁が脂質に富み，グラム染色では染まりづらい桿菌です．抗酸菌染色と呼ばれる特殊な染色で染まり，酸やアルコールで脱色しづらいという特徴があり，抗酸菌と呼ばれています．抗酸菌は，結核菌，非結核性抗酸菌，らい菌に分類されます．結核菌は，空気感染により肺結核などを発症します．非結核性抗酸菌は，土壌などに分布して，肺や皮膚感染症の原因になります．らい菌はハンセン病を引き起こします．

特殊な細菌 (マイコプラズマ, リケッチア, クラミジア)

マイコプラズマ, リケッチア, クラミジアは, 原核生物（核がなく, DNAは細胞質にあります）ですが, 一般細菌と異なり, その細胞構成や代謝能力の一部を欠くため, 非定型細菌と呼ばれています.

マイコプラズマは一般細菌より微小で, 細胞壁がありません. 生きた細胞に寄生することなく増殖することが可能で, 細菌の1グループと考えらます. マイコプラズマ・ニューモニエは, マイコプラズマ肺炎を引き起こします. 細胞壁がないため, β-ラクタム系薬などの細胞壁合成阻害薬は効果を示しません.

リケッチアは, 一般細菌より微小で, 細胞壁はありますが, ペプチドグリカン層（→ p.019）がありません. 増殖するために生きた細胞が必要で, 動物の細胞内でのみ分裂します. シラミ, ダニなどの節足動物（昆虫）を介してヒトに感染します. 発疹チフス, つつが虫病などをひきおこします.

クラミジアは, 一般細菌より微小で, リケッチアと同様に, 動物の細胞内で分裂して増殖します. リケッチアと異なり感染症を引き起こすのに媒介昆虫を必要としません. 尿道炎, 鼠径肉芽リンパ腫, 角膜炎（トラコーマ）, オウム病などを発症します.

真菌

比較的大型の微生物で, 生活環境に広く分布し, その種類は6万種以上に及ぶといわれています. 臨床上, 単細胞の酵母と多細胞でフィラメント状の糸状菌（いわゆるカビ）とに分類されます. 真核細胞（DNAを含む核があります）で, 一般細菌と異なり, 動物やヒトの細胞に類似しています. 酵母様真菌にはカンジダ属, クリプトコッカス属が, 糸状菌にはアスペルギルス属, 白癬菌があります. 真菌による感染症を真菌症と呼びます. 真菌症は, 感染する部位により表在性真

菌症（皮膚真菌症）と深在性真菌症に大別されます．深在性真菌症は，重大な免疫不全の患者に発生することが多くあります．カンジダ属はカンジタ血症，発熱性好中球減少症など，アスペルギルス属は肺真菌症の原因となります．

ウイルス

極めて微小で，遺伝情報を含む核酸〔DNAまたはRNA（リボ核酸：ribonucleic acid）〕とタンパク質の殻（カプシド）から構成されています．更にその外側に脂質の外殻（エンベロープ）を持つものもあります．自らタンパク合成ができないため，ヒトや動物などの生きた細胞に入り込んで増殖します．ウイルスの病原性は様々で，ヒトに感染するものだけでも100種以上があるといわれています．ウイルスの種類により，感染して増殖する臓器，組織がほぼ決まっています（表）．予防にワクチンが有効なウイルスもあります．

感染部位	主なウイルス
中枢神経系	日本脳炎ウイルス，ポリオウイルス，ムンプスウイルス
呼吸器系	インフルエンザウイルス
消化器系	肝炎ウイルス，ノロウイルス
皮膚	水痘ウイルス，風疹ウイルス，麻疹ウイルス

Memo　マダニが媒介する感染症

マダニが介する感染症には重症熱性血小板減少症候群（SFTS）や日本紅斑熱，Q熱，ツツガムシ病などがあげられます．これら感染症の原因はウイルスやリケッチアです．とくに昨今，SFTSウイルス（ブニヤウイルス科フレボウイルス属）を保有するマダニに刺咬されることで感染するSFTSは致死率が高く，マスコミや厚生労働省ホームページ感染症情報などで注意喚起されています．山野で野外活動する時はできるだけマダニに咬まれないよう，肌の露出を少なくしましょう．

耐性菌とは

　抗菌薬に対して感受性が低く，高濃度の抗菌薬が存在しても生育できる菌のことを耐性菌といいます．不適正な抗菌薬の使用により，耐性菌が増加することがあります．

耐性菌の種類

　ある抗菌薬に耐性を示した菌は，他の抗菌薬にも耐性を示すことがあり，このような菌を多剤耐性菌と呼びます．多剤耐性菌に使用できる抗菌薬の種類は限定されるので，治療が難しくなります．多くの菌で耐性菌がみられますが，特に以下のものが大きな問題になっています．

耐性菌の種類		略名
①メチシリン耐性黄色ブドウ球菌	MRSA	methicillin-resistant *Staphylococcus aureus*
②ペニシリン耐性肺炎球菌	PRSP	penicillin-resistant *Streptococcus pneumoniae*
③バンコマイシン耐性腸球菌	VRE	vancomycin-resistant Enterococci
④多剤耐性*[1]緑膿菌	MDRP	multidrug-resistant *Pseudomonas aeruginosa*
⑤多剤耐性*[1]アシネトバクター	MDRA	multidrug-resistant *Acinetobacter*
⑥β-ラクタマーゼ非産生アンピシリン耐性（インフルエンザ菌）	BLNAR	β-lactamase negative ampicillin resistant（*Haemophilus influenzae*）
⑦基質拡張型β-ラクタマーゼ*[2]（産生菌）	ESBL	extended spectrum β-lactamase
⑧メタロβ-ラクタマーゼ*[3]（産生菌）	MBL	metallo β-lactamase

＊1：カルバペネム系薬，アミノグリコシド系薬，ニューキノロン系薬の3系の薬剤に対して耐性
＊2：基質特異性がペニシリン系薬からセフェム系薬まで拡張したβ-ラクタマーゼ
＊3：カルバペネム系薬を含めすべてのβ-ラクタム系薬を分解するβ-ラクタマーゼ

耐性菌はどうして生まれるか

耐性菌が発現するメカニズムとしては，①菌による抗菌薬を不活性化する酵素の産生（β-ラクタマーゼによるβ-ラクタム系薬の分解），②抗菌薬が作用する部位の変化（Ⅱ型トポイソメラーゼの変異によるキノロン耐性），③抗菌薬の作用する部位への到達の阻害（グラム陰性桿菌にみられる外膜の透過性の変化），④細菌内に入った抗菌薬の排出増加（抗菌薬の排出に関わるタンパクの産生増加）などがあります．耐性菌感染症を増やさないためには，伝播の予防が第一です．日頃からの正しい手洗いなどの感染対策がとても重要になります．そして，感染症を発症してしまった場合には，それぞれの感受性に合わせて適切な抗菌薬を選択し，必要な用法・用量，適切な期間使用する「適正使用」が求められます．

抗菌スペクトルとは

抗菌薬を一定の濃度で細菌に作用させるとその発育を阻止することができます．細菌の発育を阻止することができる抗菌薬の最も薄い濃度を最小発育阻止濃度（MIC：minimum inhibitory concentration）といいます．この値が小さければその菌に対して強い効力（強い抗菌力）を示すことになります．抗菌スペクトルとは，このMICに基づいて，抗菌

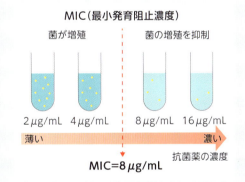

薬が有効な菌種の範囲を示したものです．現在まで，この抗菌スペクトルの拡大（広範囲なスペクトル）を目指して，多くの抗菌薬が開発されてきました．しかし，その一方で，広範囲スペクトルの抗菌薬を漫然と使用したことが，耐性菌の出現と増加にもつながり，大きな問題になっています．

抗菌薬の分類と特徴

　ここからは，本書の第2～3章で登場する抗菌薬（抗真菌薬，抗ウイルス薬を含む）を系統別にその特徴を捉えていくことにします．各薬剤の系統を示す色は，第2～3章のキャラクターと関連しています．

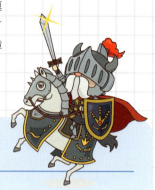

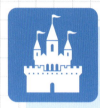

ペニシリン系薬

➡ p.046-061

1928年に英国の細菌学者フレミングによって発見され，世界で初めて実用化された抗生物質のグループです．従来までの感染症に対する治療方法を激変させました．

　セフェム系薬，カルバペネム系薬などと同様に分子内にβ-ラクタム環を有するため，β-ラクタム系薬とも呼ばれます．細菌のペニシリン結合タンパク（penicillin-binding protein：PBP）に作用して細胞壁の合成を阻害することにより，殺菌的な作用を示します．選択毒性に優れ，一般に副作用は少なく，使用頻度の高い抗菌薬の1つです．PK/PDパラメータ[*]（➡ p.040）はTime above MIC（%TAM：抗菌薬の血中濃度がMICを超える時間）で，時間依存性薬剤です．臨床効果を高めるには投与回数を増やすことが大切です．抗菌スペクトルおよびその開発の経緯により，以下のように分類されます．

狭域（天然）ペニシリン系薬	主にグラム陽性球菌のみに作用します
広域ペニシリン系薬	緑膿菌には作用しないがグラム陽性球菌からグラム陰性桿菌までの抗菌スペクトルを有します
	緑膿菌に対しても抗菌力を有します（抗緑膿菌用）
	β-ラクタマーゼ産生菌に対する作用を目的としてβ-ラクタマーゼ阻害薬（クラブラン酸，スルバクタムなど）を配合
	抗緑膿菌用とβ-ラクタマーゼ阻害薬を配合

[*]抗菌薬の血中濃度とその効果を関連づけるパラメータ

セフェム系薬

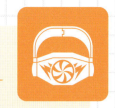

➡ p.062–073

セフェム系薬とは，類似の基本骨格をもつセファロスポリン系薬，セファマイシン系薬，オキサセフェム系薬の総称です．

　ペニシリン系薬と同様に，細菌のPBPと結合して細胞壁合成を阻害し，殺菌的な作用を示します．選択毒性に優れ，副作用は少なく，使用頻度の最も高い抗菌薬の1つです．グラム陽性球菌からグラム陰性桿菌までの幅広い抗菌スペクトルを有しています（一部，嫌気性菌にも抗菌力を示します．腸球菌やMRSAには効果はありません）．主として腎から排泄されますが，一部，肝排泄の薬剤もあります．PK/PDパラメータは%TAMで，時間依存性薬剤です．

　セフェム系薬は，その開発の年次，抗菌スペクトルなどにより，以下のように世代分類される場合があります．

第1世代	グラム陽性球菌に強い抗菌力を有し，一部のグラム陰性桿菌にも有効です
第2世代	グラム陽性球菌に対しての抗菌力はやや低下しますが，グラム陰性桿菌に対する抗菌力が増強しています．嫌気性菌に対しても有効な抗菌薬もあります
第3世代	グラム陽性球菌に対しての効果は低下しますが，グラム陰性桿菌に対する抗菌力がさらに増強しています．緑膿菌に対して有効な抗菌薬もあります
第4世代	グラム陽性球菌，緑膿菌を含むグラム陰性桿菌に対して強い抗菌力を有します

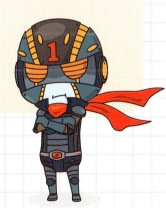

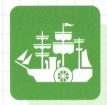

他のβ-ラクタム系薬

➡ p.074-079

ⓐ カルバペネム系薬

　最も繁用されているβ-ラクタム系薬の1つで，細菌のPBPと結合して細胞壁合成を阻害し，殺菌的に作用します．グラム陽性球菌から陰性桿菌，嫌気性菌までの極めて広い抗菌スペクトル（第4世代セフェム系薬の抗菌力に嫌気性菌をプラス）を有しています．緑膿菌に対しても優れた抗菌力を示します．時間依存性薬剤です．髄液への移行性も良好です．ESBLに対しては安定ですがメタロβ-ラクタマーゼには不安定です．抗てんかん薬のバルプロ酸との併用は禁忌です．経口用カルバペネム系薬の適応は，小児領域の感染症に限られています．

ⓑ モノバクタム系薬

　単環状のβ-ラクタム環を母核として半合成的に得られた薬剤です．細菌のPBPと結合して細胞壁合成を抑制します．グラム陰性桿菌に対して強い抗菌力を有しますが，グラム陽性球菌，嫌気性菌に対してはあまり抗菌力を示しません．時間依存性薬剤です．メタロβ-ラクタマーゼに対しても比較的安定です．

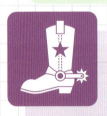

ホスホマイシン系薬

➡ p.080-081

極めて簡単な構造式を有し，抗原性が低く，アレルギー性の副作用が少なくなっています．他の抗菌薬との交叉耐性を示しません．

　細胞壁合成の初期段階を阻害して，殺菌的な作用を示します．抗菌スペクトルは広範囲ですが，主に腸管感染症，尿路感染症に用いられています．大量投与による電解質バランスの異常に注意する必要があります（Na含量14.5 mEq/g）．

アミノグリコシド系薬

➡ p.082-091

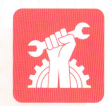

細菌のリボソームの30Sサブユニットに作用してタンパク合成を阻害し，殺菌的に作用します．未変化体としてほとんどが腎から排泄されます．

　PK/PDパラメータはCpeak/MIC（抗菌薬のピーク濃度とMICの比），AUC/MIC（抗菌薬のAUCとMICの比）で，濃度依存性薬剤です．また，薬物濃度が菌のMICを下回っても効果が持続するPAE（post antibiotics effect）を有するため1日1回の投与が推奨されています．一部の薬剤は，有効血中濃度域が狭いので，至適投与量を設定するためにTDM（血中濃度のモニタリング：therapeutic drug monitoring）（➡ p.041）を行うことが推奨されています．グラム陰性桿菌に強い抗菌スペクトルを有しますが，グラム陽性球菌，嫌気性菌にはほとんど効果はありません．抗菌スペクトルの拡大，抗菌力の増強などを目的として，ペニシリン系薬，セフェム系薬と併用されることがあります．β-ラクタム系薬と比較し，副作用が発現しやすく，また，腎障害，聴器障害，神経・筋ブロックなど重篤なものが多くあります．一般に，抗菌スペクトルの特徴により以下のように分類されます．

アミノグリコシド系薬の分類	薬剤名
①抗結核菌作用を有するグループ	ストレプトマイシン
②主にグラム陰性菌に抗菌力を有し抗緑膿菌作用のあるグループ	ゲンタマイシン，アミカシン，トブラマイシン
③淋菌に適応を有するグループ	スペクチノマイシン
④MRSAに適応を有するグループ	アルベカシン

　経口からはほとんど吸収されないため，これを利用してカナマイシンは腸管感染や術前の腸管内殺菌にも用いられています．

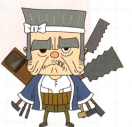

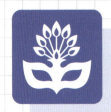
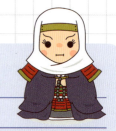

マクロライド系薬

➡ p.092-095

ブドウ球菌などのグラム陽性球菌，一部のグラム陰性桿菌，マイコプラズマ，クラミジアに有効で，マイコプラズマ肺炎には第一選択となります．

　細菌のリボソームの50Sサブユニットに作用し，タンパク合成を阻害することにより，静菌的な作用を示します．14員環マクロライド系薬，15員環マクロライド系薬，16員環マクロライド系薬に分類されます．交叉耐性を示しやすいですが，組織移行性，特に肺組織への移行性が極めて良いという特徴があります．抗菌活性とは別に，14員環・15員環マクロライド系薬には慢性炎症の改善作用が認められています．主な副作用は胃腸障害，肝障害などで，比較的重篤なものは少なく，軽症の感染症に使用しやすい薬剤です．β-ラクタム系薬にアレルギーのある患者への代替え薬としての有用性があります．

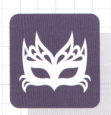

リンコマイシン系薬

➡ p.096-097

マクロライド系薬と類似した作用機序，体内動態，抗菌スペクトルを有しますが基本骨格（構造式）は異なります．

　バクテロイデスなどの嫌気性菌に対して強い抗菌力を示しますが，マイコプラズマに対する抗菌力は比較的弱いです．マクロライド系薬と交叉耐性を示します．クロストリジウム・ディフィシルによる偽膜性大腸炎を起こす頻度が高いので注意を必要とします．

テトラサイクリン系薬

➡ p.098-099

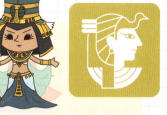

グラム陽性球菌，グラム陰性桿菌，リケッチア，クラミジアまで幅広い抗菌スペクトルを有しますが，現在，多くの菌種が耐性を獲得しています．

　つつが虫病などのリケッチア症，オウム病などのクラミジア症に対して第1選択薬となります．細菌のリボソームの30Sサブユニットに作用し，タンパク合成を阻害することにより，静菌的な作用を示します．PK/PDパラメータはAUC/MICです．副作用として，胃腸障害，肝障害，中枢神経障害，日光過敏症，歯の色素沈着などがあり，幼児，新生児，妊婦への投与は避けることが望ましい薬剤です．

ニューキノロン系薬

➡ p.100-103

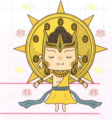
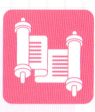

現在，合成抗菌薬の主流で，最も繁用されている薬剤の1つです．6位側鎖にフッ素を有しているのでフルオロキノロン系薬とも呼ばれます*．

　DNAの合成を阻害して，殺菌的に作用します．グラム陽性球菌からグラム陰性桿菌，マイコプラズマ，クラミジアまで幅広い抗菌力を示します．特に，市中肺炎の重要な原因菌である肺炎球菌に対して抗菌力を強化した薬剤をレスピラトリーキノロン系薬と呼びます．PK/PDパラメータはAUC/MIC，Cmax/MICです．グラム陰性球菌・陰性桿菌に対してPAEを示します．1日1回の投与が推奨されています．経口からの吸収率が高く，組織移行性も良好です．副作用として，消化器症状，めまい，頭痛が発現することがあります．一部では，フルルビプロフェン，ケトプロフェンとの併用により痙攣を起こすとの報告があります．関節異常が認められているので，小児，妊婦への投与に際しては注意が必要です．

＊一部，6位側鎖にフッ素を有していない薬剤もあります．

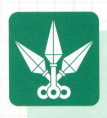

抗MRSA薬

➡ p.104-113

ⓐ グリコペプチド系薬

　細菌のペプチドグリカン前駆体に作用し，細胞壁の合成を阻害します．好気性，嫌気性のグラム陽性球菌に対して抗菌力を示します．注射剤は，MRSAなどの耐性菌による感染症に用いられます．腎機能障害や耳毒性が発現しやすいので注意が必要です．有効血中濃度域が狭いので，至適投与量を設定するためにTDMを行うことが推奨されています．腸管からはほとんど吸収されないので，経口薬は，MRSA腸炎やクロストリジウム・ディフィシルによる偽膜性大腸炎などに用いられます．

ⓑ オキサゾリジノン系薬

　細菌のリボソームの50Sサブユニットに作用し，タンパク合成を阻害することにより，静菌的な作用を示します．主にグラム陽性球菌に作用し，適応はMRSA感染症とVREF*感染症です．腸管から非常によく吸収され，注射と経口でほぼ同等の体内動態を示します．組織移行性も良好です．骨髄抑制の副作用に注意する必要があります．

＊バンコマイシン耐性エンテロコッカス・フェシウム

ⓒ 環状ポリペプチド系薬

　細菌の細胞膜に結合し，脱分極を起こして，殺菌的に作用します．主にグラム陽性球菌に抗菌力を示し，適応はMRSA感染症です．血流感染，皮膚軟部組織感染などに用いられます．肺サーファクタントで不活化するため，肺炎などの呼吸器感染症への有効性は期待できません．骨格筋への副作用（CPK上昇）に注意する必要があります．

その他の抗菌薬

➡ p.114-121

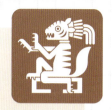

ⓐ グリシルサイクリン系薬

テトラサイクリン系薬の誘導体ですが，抗菌スペクトル，使用目的が異なります．細菌のリボソームの30Sサブユニットに作用しますが，結合様式が異なるため，テトラサイクリン系薬耐性菌にも有効です．グラム陽性球菌から陰性桿菌まで幅広い抗菌活性がありますが，適応は，他の抗菌薬に耐性*を有している陰性桿菌です．しかし，緑膿菌に対しては，抗菌作用がありません．

*β-ラクタム系薬，フルオロキノロン系薬（ニューキノロン系薬），アミノグリコシド系薬のうち，2系統以上に耐性を示す菌種

ⓑ ポリペプチド系薬

細胞質膜の透過性を変化させ，殺菌的な作用を示します．グラム陰性桿菌に対して強い抗菌力を示します．腸管からはほとんど吸収されません．近年，コリスチンの点滴静注投与が可能となりました．適応菌種は多剤耐性*の緑膿菌・アシネトバクターを含むグラム陰性桿菌です．

*β-ラクタム系薬，フルオロキノロン系薬（ニューキノロン系薬），アミノグリコシド系薬の3系統耐性を示す菌種が適応

ⓒ ST合剤

サルファ剤は細菌の葉酸合成を阻害し，静菌的な作用を示します．他剤と比較し，抗菌力は弱く，耐性化も著しく，また，交叉耐性も示します．スルファメトキサゾールとトリメトプリムの合剤であるST合剤は相乗的な効果を示し，グラム陽性球菌から陰性桿菌まで幅広い抗菌スペクトルを有します．組織移行性も良好です．しかし，重篤な副作用（血液障害，ショックなど）を生じる可能性があるので，使用が限定されています．ニューモシスチス肺炎にも用いられます．

ⓓ ニトロイミダゾール系薬

DNAを損傷させることにより嫌気性菌や原虫（トリコモナス，赤痢アメーバ）に作用を示します．消化管からほぼ100％吸収され，組織移行性に優れています．嫌気性菌感染症，クラストリジウム・ディフィシルによる偽膜性大腸炎，ヘリコバクター・ピロリ感染症（経口のみ）などに用いられます．

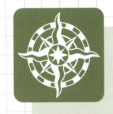
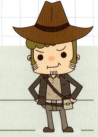

抗結核薬

➡ p.122–129

　通常は，イソニアジド＋リファンピシン＋ピラジナミド＋ストレプトマイシン（あるいは，エタンブトール）の4剤併用療法で2か月間の治療を行います．その後，イソニアジド＋リファンピシンで4か月間治療を行います．

　結核菌の細胞壁成分ミコール酸の合成阻害（イソニアジド），RNAの合成阻害（リファンピシン），細胞壁の合成阻害（ピラジナミド），タンパク質の合成阻害（ストレプトマイシン）などにより，抗結核菌作用を示します．一般に，結核菌の分裂期に作用しますが，リファンピシンは分裂休止期にも作用します．結核の治療は，各薬剤の併用が原則となります．不規則な薬物の投与は，治療の失敗，耐性菌の増加につながるので注意が必要です．治療が長期にわたるので副作用に十分注意する必要があります．主な副作用として，イソニアジドでは末梢神経障害，ストレプトマイシンでは聴力障害，エタンブトールでは視力障害などがあります．一部の薬剤は，マイコバクテリウム属，らい菌にも効果を示します．

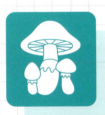
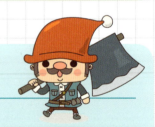

抗真菌薬

➡ p.130–139

　深在性真菌症に用いられる抗真菌薬は，ポリエンマクロライド系薬，アゾール系薬（イミダゾール系，トリアゾール系），キャンディン系薬に大別されます．

　ポリエンマクロライド系薬（アンホテリシンB）は，真菌の細胞膜の透過性を高めることにより，細胞質成分を漏出させて抗真菌作用を示します．非常に強力で幅広い抗真菌活性を示しますが，重篤な副作用（腎障害，消化器症状など）が

生じやすい薬剤です．副作用の軽減と感染部への移行性を目的に，主にリポソーム製剤が用いられています．一方，アゾール系薬は細胞膜成分のエルゴステロールの合成を阻害，キャンディン系薬は細胞壁の生合成を阻害することにより抗真菌活性を示します．ポリエンマクロライド系薬と比較して抗真菌力はやや低下し，抗真菌スペクトルも狭くなりますが，副作用は少なくなります．ペンタミジンは，ニューモシスチスシス肺炎に使用されます．

抗ウイルス薬

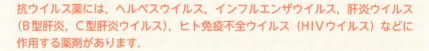

➡ p.140-149

抗ウイルス薬には，ヘルペスウイルス，インフルエンザウイルス，肝炎ウイルス（B型肝炎，C型肝炎ウイルス），ヒト免疫不全ウイルス（HIVウイルス）などに作用する薬剤があります．

　ヘルペスウイルスに作用する薬剤は，ウイルスのDNAポリメラーゼに作用し，DNAの複製を阻害することにより，単純ヘルペスウイルス，水痘・帯状疱疹ウイルスなどによる感染症の治療に用いられます．インフルエンザウイルスに作用する薬剤は，ウイルスの表面に存在する酵素の一種であるノイラミラーゼの作用を特異的に阻害し，ウイルスが感染細胞から遊離するのを防ぎます．そして，ウイルスが他の細胞へ感染するのを防止します．経口剤，吸入剤，注射剤が市販され，A型・B型インフルエンザの治療・予防に用いられます．

適正に使用するために

　抗菌薬による治療は，病原微生物により発症した感染症を対象とするため，使用に際しては，一般的に右図のような流れになります．ここでは，抗菌薬を正しく使用するためのPK/PD理論やTDMの考え方などについて確認しましょう．また，第2章で示される各種データの見方にも触れます．

抗菌薬使用の流れ

1	患者背景の把握
2	感染臓器の想定
3	原因微生物の特定
4	抗菌薬の選択
5	経過観察
6	その後の治療方針決定（継続，変更，中止）

抗菌薬使用の基本

　患者背景が変われば，当然，罹患する感染症も異なり，また，対象となる原因微生物も異なります．患者から十分に病歴を聞き取ることが大切で，身体所見と併せて患者背景を正確に把握することが重要です．そして，感染を起こしている臓器を想定し，感染症の原因となる微生物を推定します．各臓器ごとに感染症を起こす原因微生物のパターンが異なります．そして，患者の重症度と抗菌薬の組織移行性なども加味して抗菌薬を選択します（経験的治療：empiric therapy）．さらに，抗菌薬のPK/PD理論に基づいて，適切な投与量，投与方法を決定します．必要により，抗菌薬を投与する前に検体を採取しておきます．Empiric therapyの開始数日後には，原因微生物の同定結果と感受性試験結果が得られるので，これらの結果と患者の状態を判断して，最適な抗菌薬への変更を検討する必要があります．Empiric therapyの効果があるようでも，より適切な抗菌薬（例えば，狭域の抗菌薬）があれば変更を検討することが望まれます．そして，経過観察とその後の抗菌薬の継続，変更，中止を含めた治療方針を決定します．

抗菌薬のPK/PD理論とは

　薬物の確実な治療効果と副作用の防止に重要な役割を果たすのが，PK/PDの考え方です．PK（pharmacokinetics）とは薬物動態すなわち「体内での薬物の動き」のことで，薬物の投与量・投与間隔と体内での薬物の濃度との関係を示します．一方，PD（pharmacodynamics）は薬力学と呼ばれ，体内での薬物の濃度とその作用（効果，副作用）との関係を示します．PKとPDを関連づけること（PK/PD理論）により，合理的な投与方法を行い，より適正な薬物治療を実施することが可能になります．

　抗菌薬に関して，治療効果を最大限に引き出し，耐性菌の発現を防止するために，抗菌薬の血中濃度と細菌に対するMIC（最小発育阻止濃度：minimum inhibitory concentration）を指標として多くの研究が行われました．その結果，抗菌薬の有用性に影響を与えるパラメータ（これをPK/PDパラメータといいます）は3つに分類されました．

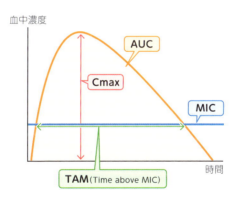

AUC：薬物血中濃度時間曲線下面積
Cmax（Cpeak）：最高血中濃度
MIC：最小発育阻止濃度
TAM：血中濃度がMICを上回る時間

抗菌薬のPK/PDパラメータ

抗菌薬の種類により関連するPK/PDパラメータが異なります．主な抗菌薬のPK/PDパラメータは以下の通りです．

パラメータ	解説	対象の抗菌薬	投与方法
Time above MIC (％TAM)	抗菌薬の血中濃度がMICを超える時間（Time above MIC）抗菌薬の血中濃度がMICを超える時間の割合（％TAM）	ペニシリン系薬／セフェム系薬／他のβ-ラクタム系薬（一部）	時間依存性の薬剤で，臨床効果を高めるには1日あたりの投与回数を増やすことが大切
Cmax/MIC (Cpeak/MIC)	抗菌薬の最高血中濃度（Cmax）とMICの比（Cmax/MIC）	アミノグリコシド系薬＊／ニューキノロン系薬	濃度依存性の薬剤で，1回あたりの投与量を増量する（1日あたりの投与回数を減らす）ことを推奨
AUC/MIC	抗菌薬のAUC（血中濃度－時間曲線下面積：area under concentration time curve）とMICの比（AUC/MIC）	ニューキノロン系薬／アミノグリコシド系薬／マクロライド系薬／リンコマイシン系薬／テトラサイクリン系薬／抗MRSA薬（一部）	時間依存性の薬剤で，臨床効果を高めるには，投与量を増やす必要がある

＊アミノグリコシド系薬に関しては，ピーク値（Cpeak：組織への分布が完了し，血液－組織間濃度が平衡状態になったときの濃度）とMICの比（Cpeak/MIC）を用います．

第2章のPK/PDパラメータは以下のアイコンで示しています．

抗菌薬のTDM

　薬物療法は，従来，いわゆる「さじ加減」といわれる経験に基づく投与量，投与間隔の設定が行われることがありました．現在は，臨床薬理学的な考えに基づく投与設計が行なわれるようになっています．その1つが，TDM（薬物治療モニタリング：therapeutic drug monitoring）です．薬物の治療効果を最大限に発揮させ，副作用を最小限にとどめ，より効果的な治療が行えるように，薬物治療に関する様々な因子（薬物血中濃度，臨床検査データ，臨床症状など）から，投与量，投与間隔を設定します．具体的には，血中濃度などを測定し薬物動態を解析して，理論的な投与設計を行い，薬物療法の質的向上をもたらしています．

　TDMが必要とされる薬剤には，①薬物動態が個人間または病態により大きく変化する薬物，②有効治療域が定められている薬物，③治療域と中毒域の差が小さい薬物，④薬物相互作用により血中濃度が大きく変化する薬物などです．抗菌薬では，以下の表中の薬剤がTDMの主な対象となります．

　TDMを行う上で重要な事項として，薬剤の投与方法と採血のタイミングが挙げられます．一般の臨床検査値と異なり，血中濃度は大きく変動するためです．対象薬剤により投与方法と採血のタイミングが決まっているので注意しましょう．

各抗菌薬のTDM項目と目標値（成人，腎機能正常症例）

系統	薬品名	治療(臨床的・細菌学的)効果 (μg/mL)	副作用の防止 (μg/mL)
アミノグリコシド系薬	ゲンタマイシン	Cpeak；≧15〜20（MIC = 2）	トラフ値；＜1
	アミカシン	Cpeak；50〜60（MIC = 8）	トラフ値；＜4
	ハベカシン	Cpeak；≧15〜20	トラフ値；＜1〜2
グリコペプチド系薬	バンコマイシン	トラフ値；10〜20	トラフ値；＜20
	テイコプラニン	トラフ値；15〜30	トラフ値；＜40〜60
抗真菌薬	ボリコナゾール	トラフ値；1〜2	トラフ値；＜4〜5

> 第2章でTDMが必要な薬剤には **TDM** のマークで示しています．

臓器障害患者への抗菌薬の投与

　薬は未変化体のまま尿中へ，あるいは肝臓などで代謝され，代謝物として体外へ排泄されます．主に未変化体のまま尿中へ排泄される薬剤を「腎排泄型薬物」，それ以外の薬剤（主に肝臓による代謝）を「肝代謝型薬物」と呼びます．
　腎機能が低下している患者に腎排泄型薬物を，肝機能が低下している患者に肝代謝型薬物を使用する場合には注意が必要です．

腎機能低下時の抗菌薬の投与

　腎機能の指標としてクレアチニンクリアランス（CLcr）が用いられます．CLcrの実測値を求めるためには煩雑な蓄尿が必要となります．そのため，一般に，血清クレアチニン値からCLcrを求める方法として，Cockcroft-Gault[*1]の式が用いられています．抗菌薬の多くが腎排泄型薬物です．そのため，腎機能低下時に抗菌薬を用いる場合には，減量または投与間隔の延長が必要となります．腎機能に応じた投与方法の目安として，Giusti-Hayton法[*2]が用いられることがあります．

[*1]：男性のCLcr（mL/分）＝〔(140－年齢)×体重（kg）〕÷〔72×血清クレアチニン値（mg/dL）〕
　　　女性＝男性の85％
[*2]：投与間隔を変えずに投与量を変更する場合；投与量＝通常1回量×補正係数（R）
　　　投与量を変えずに投与間隔を変更する場合；投与間隔＝通常投与間隔÷補正係数（R）
　　　補正係数（R）＝1－尿中未変化体排泄率（fu）×（1－CLcr（enz）/120）

肝機能低下時の抗菌薬の投与

　肝機能の指標として，ALT，AST，血清ビリルビン値などの検査値に加えて，Child-Pughスコアが用いられることがあります．しかし，いずれも，肝代謝，胆汁排泄の正確な指標とはいえません．肝機能低下時に用量調節が必要な主な抗菌薬は，チゲサイクリン（→ p.114），ボリコナゾール（→ p.134）です．

　第2章「一般的投与方法」において以下のように腎機能障害患者，肝機能障害患者への用量調整について示しています．

〈例〉 臓器障害患者 　　○ 調節不要
　　　　　　　　　　　　　　　　△ 減量または投与間隔延長
　　　　　　　　　　　　　　　　－ データなし

妊婦・授乳婦への抗菌薬の投与

　妊娠中の薬物の使用に関しては，催奇形性や胎児毒性に関して注意しなければなりません．一般に，薬物の胎児に対する有害作用は，薬物の胎盤通過性と使用した時期により異なります．分子量が小さく，脂溶性が高く，非イオン型で，タンパク結合率が低い薬物ほど胎盤移行性が良くなります．妊娠3〜12週までは各器官が形成される時期になるので，この時期は大奇形が発生する可能性の高いので，薬剤の使用は慎重に行うべきです．妊娠中に投与を避けるべき抗菌薬としては，アミノグリコシド系薬（第8脳神経障害，先天性聴力障害），テトラサイクリン系薬（歯牙の着色，エナメル質形成不全），ST合剤（新生児黄疸，動物での催奇形性），ニューキノロン系薬（動物での関節障害）があります．

　母乳は乳児に対する理想的な栄養源であり，授乳は母児双方に利点があります．しかし，母乳に移行する薬剤は，母乳を介して児への曝露が懸念されます．一般に分子量が小さく，脂溶性が高く，非イオン型で，タンパク結合率が低い薬剤ほど母乳に移行します．

　授乳婦に投与を避けるのが望ましい抗菌薬としては，ニューキノロン系薬（→ p.100, 102），グリシルサイクリン系薬（→ p.114），ポリペプチド系薬（→ p.116），ST合剤（→ p.118），エタンブトール（→ p.128）などです．妊婦や授乳婦は，医薬品開発時の治験の対象から除外され，市販後も精度の高い介入試験はほとんど行われることはありません．そのため，妊婦・授乳婦に対する情報は限定されている現状にあります．

　第2章「一般的投与方法」において以下のように妊娠・授乳に関する総合評価を示しています．

〈例〉

○　安全に使用できる
△　使用できると考えられるができるだけ避けることが望ましい
×　避けること

抗菌薬の副作用

　抗菌薬は，選択毒性が高く，比較的安全性の高い薬剤です．また，一般に使用期間も短期間であることから，比較的使用しやすい薬剤であるといえます．しかし，実際の臨床の場では，軽度な副作用から重篤な副作用が発現する場合があるので注意する必要があります．抗菌薬の主な副作用としては，①アナフィラキシー，②皮膚障害（薬疹：皮膚粘膜眼症候群，中毒性表皮壊死症，光線過敏症），③腎障害（尿細管障害，間質性腎炎），④肝障害（肝細胞障害型，胆汁うっ滞型），⑤血液障害・骨髄抑制（溶血性貧血，顆粒球減少，血小板減少），⑥呼吸器障害（間質性肺炎），⑦循環器障害（QT延長），⑧中枢神経系障害（痙攣），⑨消化管障害（下痢，偽膜性大腸炎），⑩その他（横紋筋融解症，聴覚障害，視障害）などがあります．

　医薬品を使用して副作用が生じた場合には，そのデータを収集して今後に活用することがとても重要です．わが国では，全ての医療機関および薬局等を対象とし，医師，歯科医師，薬剤師に医薬品等の使用による副作用，感染症等が生じた場合には厚生労働大臣へ報告*することが義務づけられています．

＊：医薬品・医療機器等安全性情報報告制度

抗菌薬の相互作用

　複数の薬剤を併用した際に，その薬効が増強したりまたは減弱したり，副作用が生じたりすることがあります．これを相互作用といいます．この相互作用には，薬物どうしの相互作用のほかにも，薬物と飲食物，嗜好品との相互作用があります．相互作用は，薬物の吸収，分布，代謝，排泄の過程で生じる薬物動態学的な相互作用と，薬物の作用部位で薬物に対する感受性が変化することにより生じる薬力学的な相互作用があります．相互作用は，その影響の程度により，併用禁忌（併用しないこと）と併用注意（併用に注意すること）に分けられます．併用禁忌のある代表的な抗菌薬に，メロペネム（➡ p.074），テビペネム（➡ p.076），クリンダマイシン（➡ p.096），リファンピシン（➡ p.124），ホスフルコナゾール（➡ p.132），ボリコナゾール（➡ p.134），ペンタミジン（➡ p.138）があります．

第 **2** 章

抗菌薬キャラクターデータ

よく使用される抗菌薬（含む抗真菌薬，抗ウイルス薬）を大きく14に分類し，52のキャラクターで表現しています．各薬剤のデータや特徴などを読み取るために今一度，本書の使い方（p.012-013）を一読してください．

一般的投与方法は，あくまでも代表的疾患の用法・用量を示しています．詳細は添付文書を参照してください．
なお，ほかにも取り上げておきたい適応症に対する投与方法については＊で示し，下部欄外に掲載しました．

※この章で対象とした抗菌薬（含む抗真菌薬，抗ウイルス薬）は，内服薬，注射薬，一部の吸入薬です．点眼，点耳，軟膏などの外用薬は対象としていません．

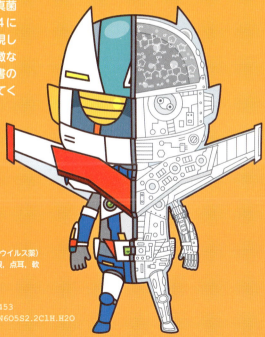

CB8691453
C19H24N6O5S2.2C1H.H2O
571.5

狭域（天然）ペニシリン系薬

1 ベンジルペニシリン PCG

ベンジルペニシリンカリウム／Benzylpenicillin Potassium

ペニシリンGカリウム（注射用）　　Meiji Seika ファルマ（1948年）

注 20万単位, 100万単位

世界で初めて実用化，抗菌スペクトルは狭くグラム陽性菌に有効

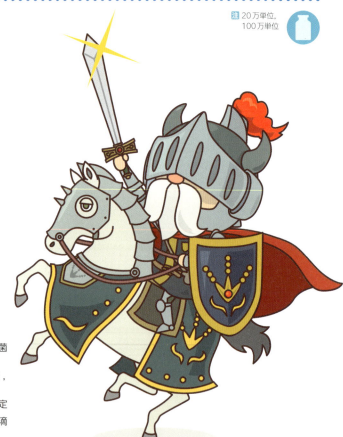

- 特にレンサ球菌，髄膜炎菌に高い感受性
- 感染性心内膜炎，髄膜炎，梅毒には第1選択
- β-ラクタマーゼには不安定
- 半減期が非常に短く，点滴では頻回投与が必要

細胞壁合成阻害	TAM	小	中	腎	短	小
作用機序	PK/PD	タンパク結合率	分布容積	代謝/排泄	消失半減期	分子量

| 同系の薬剤 | 該当なし

| 主な適応症 | 敗血症，**感染性心内膜炎** ➡ p.154，細菌性髄膜炎，急性気道感染症，肺炎，**性感染症**（梅毒）➡ p.168，耳鼻科感染症，皮膚軟部組織感染症

| 適応菌 | （一部省略あり）

グラム陽性球菌
ブドウ球菌属，レンサ球菌属，肺炎球菌，腸球菌属

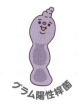
グラム陽性桿菌
炭疽菌，ジフテリア菌，放線菌

グラム陰性球菌
淋菌・髄膜炎菌

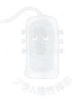
グラム陰性桿菌

嫌気性菌
破傷風菌，ガス壊疽菌

非定型細菌

その他
回帰熱ボレリア，ワイル病レプトスピラ，梅毒トレポネーマ

一般的投与方法*

[成人] ①感染性心内膜炎，②梅毒
① 400万単位，1日6回（最大1回500万単位，1日3,000万単位）
② 300～600単位，1日6回
点滴静注

 臓器障害患者 △ ○
 妊娠授乳 ○ ○　溶解液　点滴静注　生理食塩液，5％ブドウ糖液

| 禁忌症・禁忌薬 |
該当なし

| 主な副作用 |
[比較的まれだが重大なもの] ショック，溶血性貧血・無顆粒球症，急性腎不全等の重篤な腎障害，痙攣，偽膜性腸炎等の血便を伴う重篤な大腸炎，中毒性表皮壊死融解症（TEN），皮膚粘膜眼症候群（SJS），出血性膀胱炎
[比較的よく見られるもの] 発熱，発疹，蕁麻疹，好酸球増多，顆粒球減少，血小板減少，貧血，AST(GOT)上昇，血管痛，静脈炎など

---

*細菌性髄膜炎：[成人] 1回400万単位，1日6回 点滴静注

広域ペニシリン系薬

2 アンピシリン　ABPC

アンピシリン水和物／Ampicillin Hydrate, アンピシリンナトリウム／Ampicillin Sodium

ビクシリン（カプセル，ドライシロップ，注射用）　Meiji Seika ファルマ（1965年）

カ 250 mg,
ド 100 mg/g

注 0.25 g, 0.5 g, 1 g, 2 g

広域スペクトル，グラム陽性菌と一部のグラム陰性菌に有効

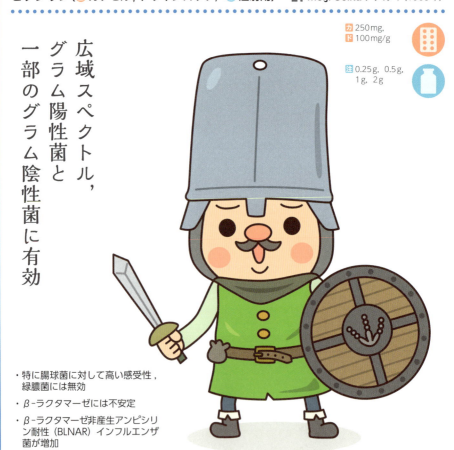

- 特に腸球菌に対して高い感受性，緑膿菌には無効
- β-ラクタマーゼには不安定
- β-ラクタマーゼ非産生アンピシリン耐性（BLNAR）インフルエンザ菌が増加

細胞壁合成阻害　TAM　小　中　腎　短　小
作用機序　PK/PD　タンパク結合率　分布容積　代謝/排泄　消失半減期　分子量

| 同系の薬剤 | 🔵 アモキシシリン(サワシリン，パセトシン)，バカンピシリン(ペングット)，
🔘 該当なし

| 主な適応症 | 敗血症，**感染性心内膜炎** ➡ p.154, **細菌性髄膜炎** ➡ p.156, 急性気道感染症，肺炎，腸管感染症，腹腔内感染症，尿路感染症，性感染症，婦人科感染症，耳鼻科感染症，眼感染症，歯性感染症，手術部位感染症，骨髄炎・関節炎，**皮膚軟部組織感染症** ➡ p.178, 発熱性好中球減少症

| 適応菌 |

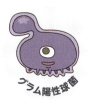
グラム陽性球菌
ブドウ球菌属，レンサ球菌属，肺炎球菌，腸球菌属

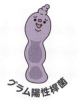
グラム陽性桿菌
炭疽菌，放線菌，リステリア・モノサイトゲネス

グラム陰性球菌
淋菌・髄膜炎菌

グラム陰性桿菌
大腸菌，プロテウス属(プロテウス・ミラビリス)，赤痢菌，インフルエンザ菌

嫌気性菌

非定型細菌

その他
梅毒トレポネーマ

一般的投与方法

[成人] 250〜500mg，1日4〜6回
[小児] 6.25〜12.5mg/kg，1日4回

[成人] 1〜2g，1〜2回に分割 静注
1〜4g，1〜2回に分割 点滴静注
(1〜2時間かけて)
[小児] 100〜200mg/kg，3〜4回に分割
(最大400mg/kg) 静注 点滴静注

臓器障害患者 △ ○　妊娠授乳 ○ ○　溶解液 静注 生理食塩液，5%ブドウ糖液 点滴静注 補液

| 禁忌症・禁忌薬 |
伝染性単核症

| 主な副作用 |
[比較的まれだが重大なもの] ショック，中毒性表皮壊死融解症(TEN)・皮膚粘膜眼症候群(SJS)，無顆粒球症・溶血性貧血，急性腎不全等の重篤な腎障害，偽膜性腸炎等の血便を伴う重篤な大腸炎
[比較的よく見られるもの] 発熱，蕁麻疹等，痙攣などの神経症状(腎不全の患者に大量投与)，下痢，悪心，食欲不振など，AST(GOT)・ALT(GPT)上昇・Al-P上昇など

広域ペニシリン系薬

3 アモキシシリン

アモキシシリン水和物／Amoxicillin Hydrate

サワシリン（錠，カプセル，細粒）
パセトシン（錠，カプセル，細粒）

アステラス（1974年）
アスペンジャパン（1974年）

 錠 125mg, 250mg
細 100mg/g

アンピシリンの腸管吸収率を改善，広域スペクトル

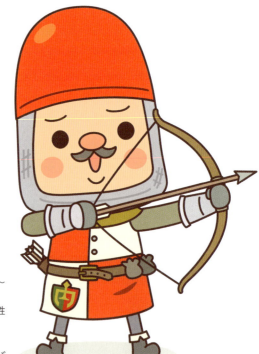

- バイオアベイラビリティは約80〜90％
- グラム陽性菌と一部のグラム陰性菌に有効
- β-ラクタマーゼには不安定
- 胃，十二指腸潰瘍などのヘリコバクター・ピロリ感染症にも有効

 細胞壁合成阻害 作用機序
 TAM PK/PD
 小 タンパク結合率
 中 分布容積
 腎 代謝/排泄 | 短 消失半減期
 小 分子量

| 同系の薬剤 | アンピシリン（ビクシリン），バカンピシリン（ペングット） |

| 主な適応症 | 急性気道感染症，肺炎，尿路感染症，性感染症，婦人科感染症，**耳鼻科感染症** → p.171，眼感染症，**歯性感染症** → p.173，手術部位感染症，骨髄炎・関節炎，**皮膚軟部組織感染症** → p.178 |

適応菌

グラム陽性球菌
ブドウ球菌属，レンサ球菌属，肺炎球菌，腸球菌属

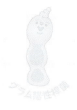
グラム陰性球菌
淋菌

グラム陰性桿菌
大腸菌，プロテウス属（プロテウス・ミラビリス），インフルエンザ菌，ヘリコバクター・ピロリ

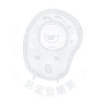

その他
梅毒トレポネーマ

一般的投与方法*

 [成人] 1回 250mg，1日3〜4回

 [小児] 1日 20〜40mg/kg，3〜4回に分割（最大 90mg/kg）

  臓器障害患者 △ ○

  妊娠授乳 ○ ○

 溶解液 −

| 禁忌症・禁忌薬 | 伝染性単核症 |

主な副作用

[比較的まれだが重大なもの] ショック，アナフィラキシー，中毒性表皮壊死融解症（TEN）・皮膚粘膜眼症候群（SJS），多形紅斑，急性汎発性発疹性膿疱症，紅皮症，血液障害，肝障害，腎障害，大腸炎，間質性肺炎，好酸球性肺炎，無菌性髄膜炎

[比較的よく見られるもの] 発疹など，好酸球増多，下痢，軟便，悪心，嘔吐，食欲不振，腹痛，味覚異常など

*ヘリコバクター・ピロリ感染症：[成人]（CAM, PPI併用時）1回750mg，1日2回，7日間

広域ペニシリン系薬（抗緑膿菌用）

4 ピペラシリン

ピペラシリンナトリウム／Piperacillin Sodium

PIPC

ペントシリン（注射用，静注用バッグ） 　　大正富山（1979年）

注 1g, 2g

グラム陰性菌に対する抗菌スペクトルを拡大，緑膿菌にも有効

・胆汁中への移行が良好
・β-ラクタマーゼには不安定

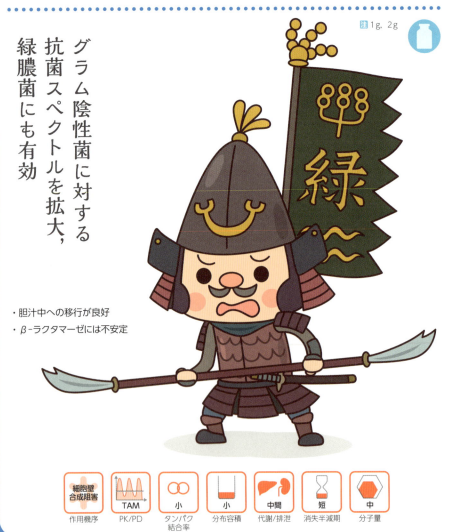

作用機序	PK/PD	タンパク結合率	分布容積	代謝/排泄	消失半減期	分子量
細胞壁合成阻害	TAM	小	小	中間	短	中

[同系の薬剤] 該当なし

[主な適応症] 敗血症，細菌性髄膜炎，急性気道感染症，**肺炎** ➡ p.160，腹腔内感染症，尿路感染症，婦人科感染症

[適応菌]

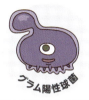
グラム陽性球菌
ブドウ球菌属，レンサ球菌属，
肺炎球菌，腸球菌属

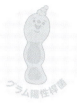
グラム陽性桿菌

グラム陰性球菌

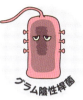
グラム陰性桿菌
大腸菌，シトロバクター属，
肺炎桿菌，
エンテロバクター属，
セラチア属，プロテウス属，
モルガネラ・モルガニー，
プロビデンシア属，
インフルエンザ菌，緑膿菌

嫌気性菌
バクテロイデス属，
プレボテラ属
（プレボテラ・ビビア除く）

非定型細菌

一般的投与方法

 [成人]
2〜4g，2〜4回に分割 筋注 静注 点滴静注
（最大1回4g，1日4回 静注 点滴静注）

 [小児]
50〜125mg/kg，2〜4回に分割
（最大300mg/kg，3回に分割）
静注 点滴静注

 臓器障害患者 △ ○　 妊娠授乳 ○ ○

 溶解液
静注 生理食塩液，5％ブドウ糖液など
点滴静注 補液
筋注 リドカイン注射液（0.5％）

[禁忌症・禁忌薬]
伝染性単核症

[主な副作用]
[比較的まれだが重大なもの] ショック，アナフィラキシー，中毒性表皮壊死融解症（TEN），皮膚粘膜眼症候群（SJS），急性汎発性発疹性膿疱症，急性腎不全，間質性腎炎等の重篤な腎障害，汎血球減少症，無顆粒球症，血小板減少，溶血性貧血，偽膜性大腸炎等の血便を伴う重篤な大腸炎，発熱，咳嗽，呼吸困難，胸部X線異常，好酸球増多等を伴う間質性肺炎，PIE症候群等，横紋筋融解症，肝機能障害，黄疸

[比較的よく見られるもの] 下痢，発熱，発疹，肝機能障害，AST(GOT)・ALT(GPT)上昇・γ-GTP上昇など

広域ペニシリン系薬／β-ラクタマーゼ阻害薬配合

5 スルタミシリン

SBTPC

スルタミシリントシル酸塩水和物／Sultamicillin Tosilate Hydrate

ユナシン（錠，細粒小児用） ファイザー（1990年）

錠 375mg
細 100mg/g

アンピシリンと
β-ラクタマーゼ
阻害薬を結合させた
プロドラッグ

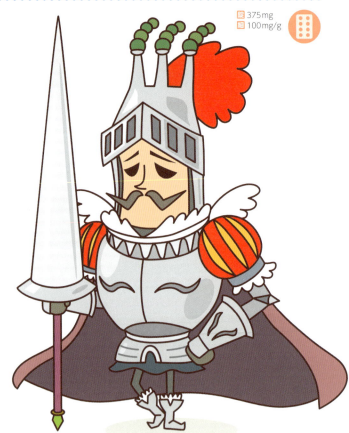

- β-ラクタマーゼ産生菌にも有効
- 広域スペクトルで，混合感染に有効
- アンピシリンおよびスルバクタムとして相互に協力作用を発揮

 細胞壁合成阻害 / 作用機序

 TAM / PK/PD

 小 / タンパク結合率

 中 / 分布容積　腎 / 代謝/排泄

 短 / 消失半減期　中 / 分子量

| 同系の薬剤 | アモキシシリン・クラブラン酸(オーグメンチン)

| 主な適応症 | 急性気道感染症，**肺炎** ➡ p.160，**尿路感染症** ➡ p.166，性感染症，婦人科感染症，耳鼻科感染症，眼感染症，皮膚軟部組織感染症

| 適応菌 |

グラム陽性球菌
ブドウ球菌属，レンサ球菌属，肺炎球菌，腸球菌属

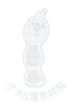
グラム陽性桿菌

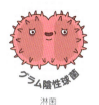
グラム陰性球菌
淋菌

グラム陰性桿菌
大腸菌，プロテウス属（プロテウス・ミラビリス），インフルエンザ菌

嫌気性菌

非定型細菌

一般的投与方法

 [成人]
375mg，1日2〜3回

 [小児]
15〜30mg/kg，3回に分割

 臓器障害患者 △ ○   妊娠授乳 ○ ○   溶解液

| 禁忌症・禁忌薬 |
伝染性単核症

| 主な副作用 |
[比較的まれだが重大なもの] ショック，アナフィラキシー様症状，中毒性表皮壊死融解症（TEN），皮膚粘膜眼症候群（SJS），剥脱性皮膚炎，急性腎不全，間質性腎炎，血液障害，出血性大腸炎，偽膜性大腸炎，肝機能障害，黄疸
[比較的よく見られるもの] 発疹，下痢，軟便，AST（GOT）・ALT（GPT）上昇，好中球増多，悪心・嘔吐など

広域ペニシリン系薬／β-ラクタマーゼ阻害薬配合

6 アンピシリン・スルバクタム

アンピシリンナトリウム・スルバクタムナトリウム配合（2：1）／
Ampicillin Sodium・Sulbactam Sodium

ABPC/SBT

ユナシン-S（静注用，キット静注用） ファイザー（1994年）

注 0.75g（A：0.5g・S：0.25g）
1.5g（A：1g・S：0.5g）
3g（A：2g・S：1g）

アンピシリンと
β-ラクタマーゼ
阻害薬との配合剤

- β-ラクタマーゼ産生菌にも有効
- アンピシリンの本来の抗菌力を発揮
- 広域スペクトルで，誤嚥性肺炎などに使用

作用機序　PK/PD　タンパク結合率　分布容積　代謝/排泄　消失半減期　分子量

同系の薬剤 該当なし

主な適応症 感染性心内膜炎 ➡ p.154, 肺炎 ➡ p.160, 腹腔内感染症 ➡ p.164, 尿路感染症, 歯性感染症 ➡ p.173, 手術部位感染症 ➡ p.174, 皮膚軟部組織感染症 ➡ p.178

適応菌

グラム陽性球菌
ブドウ球菌属, 肺炎球菌

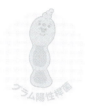
グラム陽性桿菌

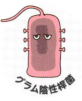
グラム陰性球菌
モラクセラ・カタラーリス

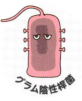
グラム陰性桿菌
大腸菌, プロテウス属,
インフルエンザ菌

嫌気性菌

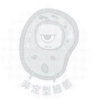
非定型細菌

一般的投与方法

[成人] ①肺炎, 肺膿瘍, 腹膜炎, ②膀胱炎
1回 ① 3g, 1日2回 (最大1日4回)
② 1.5g, 1日2回
静注 点滴静注

[小児]
1日 60〜150mg/kg, 3〜4回に分割
静注 点滴静注

  臓器障害患者 △ ○

  妊娠授乳 ○ ○

 溶解液 静注 注射用水, 生理食塩液, 5％ブドウ糖液
点滴静注 補液

禁忌症・禁忌薬
伝染性単核症

主な副作用
[比較的まれだが重大なもの] ショック, アナフィラキシー, 中毒性表皮壊死融解症 (TEN), 皮膚粘膜眼症候群 (SJS), 急性汎発性発疹性膿疱症, 血液障害, 急性腎不全, 間質性腎炎, 偽膜性大腸炎, 肝機能障害, 間質性肺炎, 好酸球性肺炎
[比較的よく見られるもの] 下痢, 軟便, 悪心, 嘔吐, 発疹, 発熱, AST(GOT)・ALT(GPT)・Al-P・γ-GTP上昇, 好中球増多など

広域ペニシリン系薬／β-ラクタマーゼ阻害薬配合

7 アモキシシリン・クラブラン酸

アモキシシリン水和物・クラブラン酸カリウム配合（14：1）／
Potassium Clavulanate・Amoxicillin Hydrate

AMPC/CVA

クラバモックス（小児用配合ドライシロップ）　GSK（2005年）

CVA 42.9mg：
AMPC 600mg
/1.01g

小児領域専用の
アモキシシリンと
β-ラクタマーゼ
阻害薬との配合剤

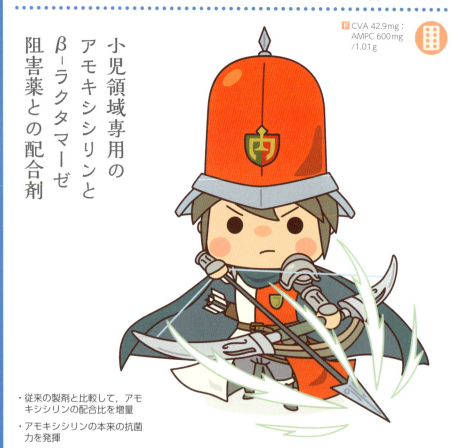

- 従来の製剤と比較して，アモキシシリンの配合比を増量
- アモキシシリンの本来の抗菌力を発揮

細胞壁合成阻害	TAM	小	中	腎	短	小
作用機序	PK/PD	タンパク結合率	分布容積	代謝/排泄	消失半減期	分子量

同系の薬剤 該当なし

主な適応症 急性気道感染，肺炎 ⇒ p.160，尿路感染症 ⇒ p.166，耳鼻科感染症 ⇒ p.171，皮膚軟部組織感染症，発熱性好中球減少症 ⇒ p.180

適応菌

グラム陽性球菌

ブドウ球菌属，肺炎球菌

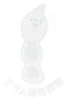

グラム陰性球菌

モラクセラ・カタラーリス

グラム陰性桿菌

大腸菌，クレブシエラ属，プロテウス属，インフルエンザ菌

嫌気性菌

バクテロイデス属，プレボテラ属
（プレボテラ・ビビア除く）

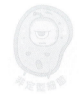

一般的投与方法

[小児]
1日 96.4 mg/kg（CVA：6.4 mg/kg，AMPC：90 mg），
2回に分割（12時間ごと，食直前）

禁忌症・禁忌薬
伝染性単核症，本剤成分による黄疸または肝機能障害

主な副作用
[比較的まれだが重大なもの] ショック，アナフィラキシー，中毒性表皮壊死融解症（TEN），皮膚粘膜眼症候群（SJS），多形紅斑，急性汎発性発疹性膿疱症，紅皮症（剥脱性皮膚炎），無顆粒球症，顆粒球減少，急性腎不全，偽膜性大腸炎，出血性大腸炎，肝障害，間質性肺炎，好酸球性肺炎，無菌性髄膜炎

[比較的よく見られるもの] 湿疹，発疹，発熱，下痢，軟便，嘔吐，口内炎など

広域ペニシリン系薬（抗緑膿菌用）/β-ラクタマーゼ阻害薬配合

8 ピペラシリン・タゾバクタム

ピペラシリン水和物・タゾバクタム配合（8：1）／
Piperacillin Hydrate・Tazobactam

🇯🇵 **PIPC/TAZ**

ゾシン（静注用，配合点滴静注用バッグ）

大正富山（2008年）

注 2.25g（P：2g・T：0.25g）
4.5g（P：4g・T：0.5g）

ピペラシリンとβ-ラクタマーゼ阻害薬との配合剤

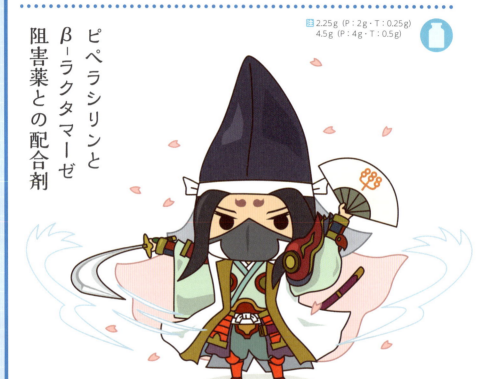

- ピペラシリンの高用量投与も可能
- ペニシリン系薬の中で最も広域スペクトルの1つ
- 緑膿菌と嫌気性菌の混合感染にも有効
- 発熱性好中球減少症にも有効

作用機序：細胞壁合成阻害　PK/PD：TAM　タンパク結合率：小　分布容積：小　代謝/排泄：中間　消失半減期：短　分子量：中

同系の薬剤 該当なし

主な適応症 敗血症 → p.152, 肺炎 → p.160, 腹腔内感染症 → p.164, 尿路感染症 → p.166, 骨髄炎・関節炎 → p.176, 皮膚軟部組織感染症, 発熱性好中球減少症 → p.180

適応菌

グラム陽性球菌
ブドウ球菌属, レンサ球菌属, 肺炎球菌, 腸球菌属

グラム陽性桿菌

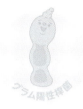

グラム陰性球菌
モラクセラ・カタラーリス

グラム陰性桿菌
大腸菌, シトロバクター属, クレブシエラ属, エンテロバクター属, セラチア属, プロテウス属, プロビデンシア属, インフルエンザ菌, 緑膿菌, アシネトバクター属

嫌気性菌
ペプトストレプトコッカス属, バクテロイデス属, プレボテラ属, クロストリジウム属
(クロストリジウム・ディフィシルを除く)

非定型細菌

一般的投与方法*

[成人]
①4.5g, 1日3回 (肺炎：最大1日4回),
②4.5g, 1日2回 (最大3回)
静注　点滴静注

[小児]
①112.5mg/kg, 1日3回,
②112.5mg/kg, 1日2回 (最大3回)
静注　点滴静注

①敗血症, 肺炎, 腹膜炎, 腹腔内膿瘍, 胆嚢炎・胆管炎, ②腎盂腎炎・複雑性膀胱炎

| 臓器障害患者 △ ○ | 妊娠授乳 ○ ○ | 溶解液 注射用水, 生理食塩液, 5%ブドウ糖液　 補液 |

禁忌症・禁忌薬
伝染性単核症

主な副作用
[比較的まれだが重大なもの] ショック, アナフィラキシー, 中毒性表皮壊死融解症 (TEN), 皮膚粘膜眼症候群 (SJS), 急性汎発性発疹性膿疱症, 劇症肝炎, 肝機能障害, 黄疸, 急性腎障害, 間質性腎炎, 汎血球減少症, 無顆粒球症, 血小板減少症, 溶血性貧血, 偽膜性大腸炎, 間質性肺炎, PIE症候群, 横紋筋融解症, 薬剤性過敏症症候群
[比較的よく見られるもの] 下痢, 便秘, 発疹, 嘔吐, 発熱, 頭痛, AST(GOT)・ALT(GPT)上昇・γ-GTP上昇, 低カリウム血症, 腎機能障害, クレアチニン上昇, 好酸球増多など

---

*発熱性好中球減少症：[成人] 1回4.5g, 1日4回　静注　点滴静注, [小児] 1回90mg/kg, 1日4回　静注　点滴静注

注射用第1世代セフェム系薬（セファロスポリン系薬）

9 セファゾリン　CEZ

セファゾリンナトリウム水和物／Cefazolin Sodium Hydrate

セファメジンα（注射用，点滴用キット，筋注用）　アステラス（1999年）

注 0.25g, 0.5g, 1g, 2g

術後感染予防の標準薬（下部消化管を除く）

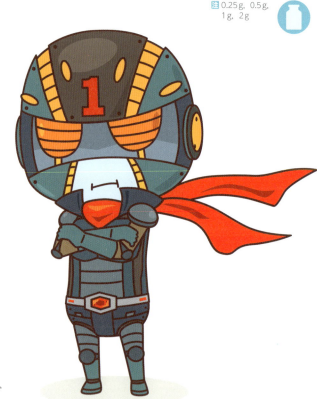

- 主にグラム陽性菌と一部のグラム陰性菌に有効
- β-ラクタマーゼには不安定

作用機序	PK/PD	タンパク結合率	分布容積	代謝/排泄	消失半減期	分子量
細胞壁合成阻害	TAM	大	小	腎	中	中

同系の薬剤 セファロチン（コアキシン）

主な適応症 敗血症，**感染性心内膜炎** ➡ p.154，急性気道感染症，肺炎，腹腔内感染症，尿路感染症，婦人科感染症，耳鼻科感染症，眼感染症，歯性感染症，**手術部位感染症** ➡ p.174，骨髄炎・関節炎 ➡ p.176，皮膚軟部組織感染症 ➡ p.178

適応菌

ブドウ球菌属，レンサ球菌属，肺炎球菌

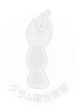

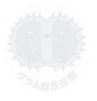

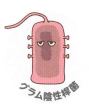
大腸菌，肺炎桿菌，プロテウス属（プロテウス・ミラビリス），プロビデンシア属

一般的投与方法

[成人]
1日　1g，2回に分割，効果不十分　1.5〜3g，3回に分割（最大5g）
静注　点滴静注　筋注

[小児]
1日　20〜40mg/kg，2回に分割，効果不十分　50mg/kg，3回に分割（最大100mg/kg）
静注　点滴静注　筋注

臓器障害患者　△　○　　妊娠授乳　○　○

溶解液　静注　生理食塩液，5％ブドウ糖液
　　　　点滴静注　補液
　　　　筋注　リドカイン注射液（0.5w/v％）

禁忌症・禁忌薬
該当なし

主な副作用
[比較的まれだが重大なもの] ショック，アナフィラキシー様症状，血液障害，肝障害，腎障害，大腸炎，皮膚粘膜眼症候群（SJS），中毒性表皮壊死症（Lyell症候群），間質性肺炎，PIE症候群，痙攣
[比較的よく見られるもの] 発疹，紅斑，悪心，嘔吐，AST（GOT）・ALT（GPT）上昇，BUN上昇，顆粒球減少，好酸球増多など

注射用第2世代セフェム系薬（セファマイシン系薬）

10 セフメタゾール   CMZ

セフメタゾールナトリウム／Cefmetazole Sodium

セフメタゾン（静注用，キット点滴静注用，筋注用）　　第一三共（1979年）

注 0.25g, 0.5g, 1g, 2g

第1世代よりグラム陰性桿菌に対する抗菌力が拡大

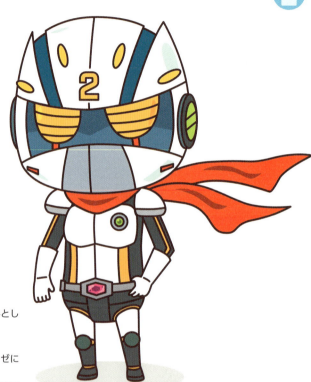

- 下部消化管手術後の予防投与として有用
- 嫌気性菌にも強い抗菌力
- 第1世代よりβ-ラクタマーゼに安定
- 飲酒によりジスルフィラム様作用が発現

細胞壁合成阻害	TAM	大	小	腎	短	小
作用機序	PK/PD	タンパク結合率	分布容積	代謝/排泄	消失半減期	分子量

同系の薬剤 フロモキセフ（フルマリン），セフォチアム（パンスポリン，ハロスポア），セフミノクスナトリウム（メイセリン）

主な適応症 敗血症，急性気道感染症，肺炎，**腹腔内感染症** ➡ p.164，尿路感染症，婦人科感染症，歯性感染症，**手術部位感染症** ➡ p.174

適応菌

グラム陽性球菌
ブドウ球菌属

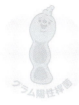
グラム陽性桿菌

グラム陰性球菌

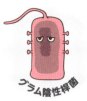
グラム陰性桿菌
大腸菌，肺炎桿菌，
プロテウス属，
モルガネラ・モルガニー，
プロビデンシア属

嫌気性菌
ペプトストレプトコッカス属，
バクテロイデス属，
プレボテラ属
（プレボテラ・ビビア除く）

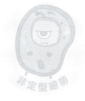
非定型細菌

一般的投与方法

 [成人]
1～2g，2回に分割
（最大4g，2～4回に分割）
静注 点滴静注 筋注

 [小児]
25～100mg/kg，2～4回に分割
（最大150mg/kg）
静注 点滴静注

 臓器障害患者 △ ○　 妊娠授乳 ○ ○

 溶解液
静注 注射用水，生理食塩液，5％ブドウ糖液
点滴静注 補液
筋注 リドカイン注射液（0.5％）

禁忌症・禁忌薬
該当なし

主な副作用
[比較的まれだが重大なもの] ショック，アナフィラキシー，中毒性表皮壊死融解症（TEN），皮膚粘膜眼症候群（SJS），急性腎不全，肝炎，肝機能障害，黄疸，無顆粒球症，溶血性貧血，血小板減少，偽膜性大腸炎，間質性肺炎，PIE症候群

[比較的よく見られるもの] AST（GOT）・ALT（GPT）上昇，発疹，悪心，嘔吐，下痢，好酸球増多など

注射用第2世代セフェム系薬（オキサセフェム系薬）

11 フロモキセフ FMOX

フロモキセフナトリウム／Flomoxef Sodium

フルマリン（静注用，キット静注用）　　シオノギ（1988年）

注 0.5g, 1g

第1世代より
グラム陰性桿菌に対する
抗菌力が拡大

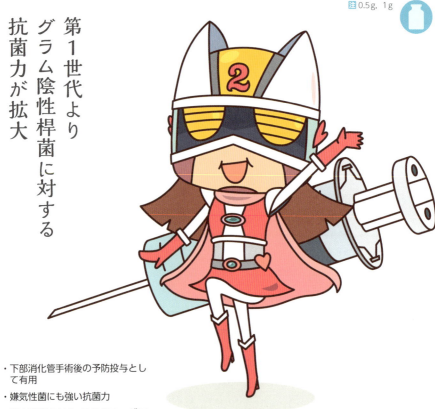

- 下部消化管手術後の予防投与として有用
- 嫌気性菌にも強い抗菌力
- 第1世代よりβ-ラクタマーゼに安定

 細胞壁合成阻害 / 作用機序

 TAM / PK/PD

 小 / タンパク結合率

 小 / 分布容積

 腎 / 代謝/排泄

 短 / 消失半減期

 中 / 分子量

同系の薬剤 セフメタゾール（セフメタゾン），セフォチアム（パンスポリン，ハロスポア），セフミノクスナトリウム（メイセリン）

主な適応症 敗血症，感染性心内膜炎，急性気道感染症，腹腔内感染症，尿路感染症，婦人科感染症，耳鼻科感染症，**手術部位感染症** ➡p.174

適応菌

グラム陽性球菌
ブドウ球菌属，レンサ球菌属，
肺炎球菌

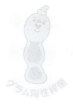
グラム陽性桿菌

グラム陰性球菌
淋菌，
モラクセラ・カタラーリス

グラム陰性桿菌
大腸菌，クレブシエラ属，
プロテウス属，
モルガネラ・モルガニー，
プロビデンシア属，
インフルエンザ菌

嫌気性菌
ペプトストレプトコッカス属，
バクテロイデス属，
プレボテラ属
（プレボテラ・ビビア除く）

非定型細菌

一般的投与方法

 [成人]
1日 1〜2g，2回に分割
（最大4g，2〜4回に分割）
静注　点滴静注

 [小児]
1日 60〜80mg/kg，3〜4回に分割
（最大150mg/kg）
静注　点滴静注

 腎機能障害患者 △ ○
 妊娠授乳 ○ ○

 溶解液　静注 注射用水，生理食塩液，5％ブドウ糖液
点滴静注 生理食塩液，5％ブドウ糖液

禁忌症・禁忌薬
該当なし

主な副作用
[比較的まれだが重大なもの] ショック，アナフィラキシー，急性腎不全，汎血球減少，無顆粒球症，血小板減少，溶血性貧血，偽膜性大腸炎，中毒性表皮壊死融解症（TEN），皮膚粘膜眼症候群（SJS），間質性肺炎，PIE症候群，肝機能障害，黄疸
[比較的よく見られるもの] 発疹，貧血，好酸球増多，顆粒球減少，AST（GOT）・ALT（GPT）・Al-P・γ-GTP上昇，下痢など

注射用第3世代セフェム系薬（セファロスポリン系薬）

12 セフトリアキソン

セフトリアキソンナトリウム水和物／Ceftriaxone Sodium Hydrate

ロセフィン（静注用，点滴静注用バッグ） 中外（1986年）

注 0.5g, 1g

第2世代より
グラム陰性桿菌に対する
抗菌力が拡大

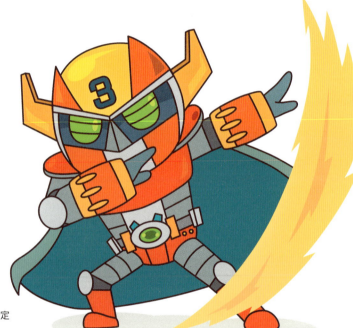

- 腸内細菌属に有用，グラム陽性球菌に対する抗菌力は低下
- β-ラクタマーゼに安定
- 髄液への移行が良好
- 半減期長く，1日1回の投与が可能
- 胆汁排泄が良好
- タンパク結合率が非常に大きい

細胞壁合成阻害　TAM　大　小　中間　長　中
作用機序　PK/PD　タンパク結合率　分布容積　代謝/排泄　消失半減期　分子量

| 同系の薬剤 | セフォタキシム（クラフォラン，セフォタックス），セフォペラゾン（セフォペラジン，セフォビット），セフタジジム（モダシン），セフメノキシム（ベストコール），ラタモキセフ（シオマリン） |

| 主な適応症 | 敗血症，細菌性髄膜炎，急性気道感染症，肺炎 ⇒ p.160，腸管感染症 ⇒ p.162，腹腔内感染症 ⇒ p.164，尿路感染症，性感染症 ⇒ p.168，婦人科感染症，耳鼻科感染症 ⇒ p.171，眼感染症，歯性感染症 ⇒ p.173，骨髄炎・関節炎 ⇒ p.176 |

適応菌

グラム陽性球菌
ブドウ球菌属, レンサ球菌属, 肺炎球菌

グラム陽性桿菌

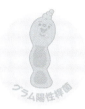
グラム陰性球菌
淋菌

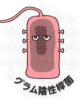
グラム陰性桿菌
大腸菌, シトロバクター属, クレブシエラ属, エンテロバクター属, セラチア属, プロテウス属, モルガネラ・モルガニー, プロビデンシア属, インフルエンザ菌

嫌気性菌
ペプトストレプトコッカス属, バクテロイデス属, プレボテラ属（プレボテラ・ビビア除く）

非定型細菌

一般的投与方法*

[成人]
1日 1～2g，1～2回に分割
（最大4g，2回に分割）
静注　点滴静注　（30分以上かけて）

[小児]
1日 20～60mg/kg，1～2回に分割
（最大120mg/kg，2回に分割）
静注　点滴静注　（30分以上かけて）

臓器障害患者 △ — 妊娠授乳

溶解液　静注　注射用水，生理食塩液，5％ブドウ糖液
点滴静注　補液

禁忌症・禁忌薬
高ビリルビン血症の未熟児・新生児

主な副作用
[比較的まれだが重大なもの] ショック・アナフィラキシー，汎血球減少，無顆粒球症，白血球減少，血小板減少，溶血性貧血，劇症肝炎，肝機能障害，黄疸，急性腎不全，間質性腎炎，偽膜性大腸炎，中毒性表皮壊死融解症（TEN），皮膚粘膜眼症候群（SJS），急性汎発性発疹性膿疱症，間質性肺炎，肺好酸球増多症（PIE症候群），胆石，胆嚢内沈殿物，腎・尿路結石，意識障害
[比較的よく見られるもの] 発疹，蕁麻疹，発熱，AST（GOT）・ALT（GPT）・Al-P上昇，発疹，下痢など

*淋菌感染症：[成人]（咽頭・喉頭炎，尿道炎，子宮頸管炎，直腸炎）1g単回，（精巣上体炎，骨盤内炎症性疾患）1日1回1g
静注　点滴静注

注射用第4世代セフェム系薬（セファロスポリン系薬）

13 セフェピム　CFPM

セフェピム塩酸塩水和物／Cefepime Dihydrochloride Hydrate

マキシピーム（注射用）　ブリストル・マイヤーズ・スクイブ（1995年）

注 0.5g，1g

> セフェム系薬のなかで最も幅広い抗菌スペクトル，緑膿菌にも有効

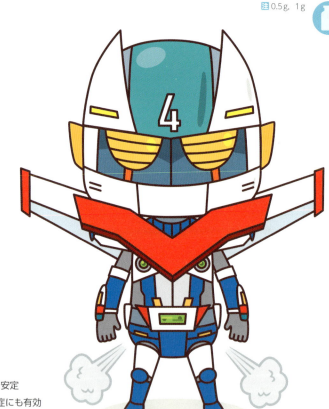

- 腸球菌には無効
- β-ラクタマーゼに安定
- 発熱性好中球減少症にも有効

作用機序	PK/PD	タンパク結合率	分布容積	代謝/排泄	消失半減期	分子量
細胞壁合成阻害	TAM	小	小	腎	短	中

[同系の薬剤] セフォゾプラン（ファーストシン），セフピロム（セフピロム）

[主な適応症] 敗血症 ➡ p.152, 細菌性髄膜炎 ➡ p.156, 急性気道感染症，肺炎，腹腔内感染症 ➡ p.164, 尿路感染症，婦人科感染症，耳鼻科感染症，手術部位感染症，骨髄炎・関節炎 ➡ p.176, 皮膚軟部組織感染症，発熱性好中球減少症

[適応菌]

グラム陽性球菌
ブドウ球菌属，レンサ球菌属，肺炎球菌

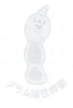
グラム陽性桿菌

グラム陰性球菌
モラクセラ・カタラーリス

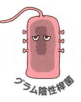
グラム陰性桿菌
大腸菌，シトロバクター属，クレブシエラ属，エンテロバクター属，セラチア属，プロテウス属，モルガネラ・モルガニー，プロビデンシア属，インフルエンザ菌，シュードモナス属，緑膿菌，バークホルデリア・セパシア，アシネトバクター属，ステノトロホモナス・マルトフィリア

嫌気性菌
ペプトストレプトコッカス属，バクテロイデス属，プレボテラ属（プレボテラ・ビビア除く）

非定型細菌

[一般的投与方法]

1日

[成人] ①一般感染症，②発熱性好中球減少症
① 1〜2g，2回に分割（最大4g）
② 4g，2回に分割
静注 点滴静注 （30分〜1時間かけて）

臓器障害患者 △ ○   妊娠授乳 ○ ○   静注 注射用水，生理食塩液，5％ブドウ糖液
 点滴静注 補液

[禁忌症・禁忌薬]
該当なし

[主な副作用]
[比較的まれだが重大なもの] ショック・アナフィラキシー様症状，偽膜性大腸炎，急性腎不全，汎血球減少，無顆粒球症，血小板減少，間質性肺炎，PIE症候群，中毒性表皮壊死融解症（TEN），皮膚粘膜眼症候群（SJS），肝機能障害，黄疸，精神神経症状
[比較的よく見られるもの] AST（GOT）・ALT（GPT）・Al-P上昇，好酸球増多，LDH・γ-GTP上昇，発疹，BUN上昇，貧血など

経口用第3世代セフェム系薬（セファロスポリン系薬）

14 セフジトレン

セフジトレンピボキシル／Cefditoren Pivoxil

CDTR-PI

メイアクトMS（錠，小児用細粒）　　Meiji Seikaファルマ（2005年）

錠 100mg
細 100mg/g

消化管からの吸収改善を目的としたプロドラッグ

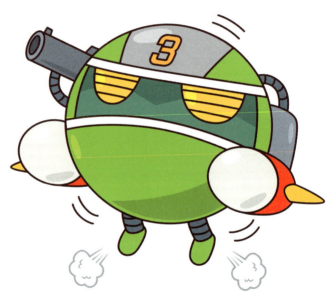

- 幅広い抗菌スペクトル
- 腸管壁で代謝されて活性体に変換

作用機序	PK/PD	タンパク結合率	分布容積	代謝/排泄	消失半減期	分子量
細胞壁合成阻害	TAM	大	中	肝	短	中

|同系の薬剤| セフィキシム(セフスパン), セフカペンピボキシル(フロモックス), セフジニル(セフゾン), セフチブテン(セフテム), セフテラムピボキシル(トミロン), セフポドキシム(バナン)

|主な適応症| 敗血症, **急性気道感染症** ➡p.158, 肺炎, 腹腔内感染症, **尿路感染症** ➡p.166, 婦人科感染症, **耳鼻科感染症** ➡p.171, 眼感染症, 手術部位感染症, 皮膚軟部組織感染症

|適応菌|

グラム陽性球菌
ブドウ球菌属, レンサ球菌属, 肺炎球菌

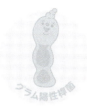
グラム陽性桿菌

グラム陰性球菌
モラクセラ・カタラーリス

グラム陰性桿菌
大腸菌, シトロバクター属, クレブシエラ属, エンテロバクター属, セラチア属, プロテウス属, モルガネラ・モルガニー, プロビデンシア属, インフルエンザ菌, 百日咳菌

嫌気性菌
ペプトストレプトコッカス属, バクテロイデス属, プレボテラ属, アクネ菌

非定型細菌

一般的投与方法

 [成人]
1回 100mg, 1日3回
(最大200mg)

 [小児] ①肺炎, 中耳炎, 副鼻腔炎, ②その他
1回 ①3mg/kg, 1日3回 (最大6mg/kg)
②3mg/kg, 1日3回

 臓器障害患者 △ ○　 妊娠授乳 ○ ○　 溶解液 —

|禁忌症・禁忌薬|
該当なし

|主な副作用|
[比較的まれだが重大なもの] ショック, アナフィラキシー, 偽膜性大腸炎等の血便を伴う重篤な大腸炎, 皮膚粘膜眼症候群(SJS), 中毒性表皮壊死症(Lyell症候群),
間質性肺炎, PIE症候群, 肝機能障害, 急性腎不全等の重篤な腎障害, 無顆粒球症, 溶血性貧血, 小児:低カルニチン血症に伴う低血糖
[比較的よく見られるもの] 下痢, 軟便, 嘔気, 胃不快感, 発疹, AST(GOT)・ALT(GPT)上昇, 好酸球増多など

カルバペネム系薬

15 メロペネム

メロペネム水和物／Meropenem Hydrate

MEPM

メロペン（点滴用バイアル，点滴用キット）

大日本住友（1995年）

注 0.25g, 0.5g

極めて幅広い抗菌スペクトル，緑膿菌にも有効

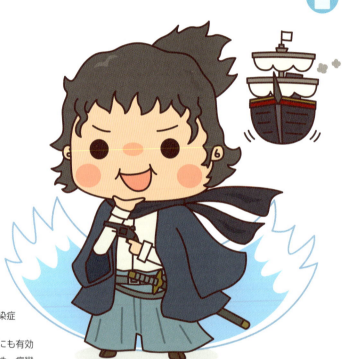

- 原則として，重症感染症に限定して使用
- 発熱性好中球減少症にも有効
- イミペネムより腎毒性，痙攣誘発作用が軽減化
- β-ラクタマーゼに安定
- カルバペネム系薬の初の単剤製剤（デヒドロペプチダーゼⅠに安定）

細胞壁合成阻害	TAM	小	中	中間	短	小
作用機序	PK/PD	タンパク結合率	分布容積	代謝/排泄	消失半減期	分子量

[同系の薬剤] イミペネム・シラスタチン(チエナム), ドリペネム(フィニバックス), パニペネム・ベタミプロン(カルベニン), ビアペネム(オメガシン)

[主な適応症] **敗血症** ➡ p.152, **細菌性髄膜炎** ➡ p.156, 急性気道感染症, **肺炎** ➡ p.160, **腹腔内感染症** ➡ p.164, **尿路感染症** ➡ p.166, 婦人科感染症, 耳鼻科感染症, 眼感染症, 歯性感染症, 手術部位感染症, **骨髄炎・関節炎** ➡ p.176, 皮膚軟部組織感染症, **発熱性好中球減少症** ➡ p.180

[適応菌]

グラム陽性球菌
ブドウ球菌属, レンサ球菌属,
肺炎球菌, 腸球菌属

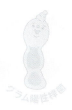
グラム陰性球菌
モラクセラ・カタラーリス,
髄膜炎菌

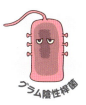
グラム陰性桿菌
大腸菌, シトロバクター属,
クレブシエラ属,
エンテロバクター属,
セラチア属, プロテウス属,
プロビデンシア属,
インフルエンザ菌,
シュードモナス属, 緑膿菌,
バークホルデリア・セパシア

嫌気性菌
バクテロイデス属,
プレボテラ属

一般的投与方法*

[成人] ①一般感染症, ②化膿性髄膜炎
1日 ①0.5〜1g, 2〜3回に分割(最大3g, 3回に分割), ②6g, 3回に分割
点滴静注（30分以上かけて）

[小児] ①一般感染症, ②化膿性髄膜炎
1日 ①30〜60mg/kg, 3回に分割(最大120mg/kg), ②120mg/kg, 3回に分割
点滴静注（30分以上かけて）

臓器障害患者 △ ○ 　妊娠授乳 ○ △ 　溶解液 点滴静注 生理食塩液, 補液

[禁忌症・禁忌薬]
バルプロ酸投与中の患者

[主な副作用]
[比較的まれだが重大なもの] ショック, アナフィラキシー, 急性腎不全等の重篤な腎障害, 劇症肝炎, 肝機能障害, 黄疸, 偽膜性大腸炎等の血便を伴う重篤な大腸炎, 間質性肺炎, PIE症候群, 痙攣, 意識障害等の中枢神経症状, 中毒性表皮壊死融解症(TEN), 皮膚粘膜眼症候群(SJS), 汎血球減少, 無顆粒球症, 溶血性貧血, 白血球減少, 血小板減少, 血栓性静脈炎

[比較的よく見られるもの] 発疹, 発熱, AST(GOT)・ALT(GPT)・Al-P上昇, 好酸球増多, 顆粒球減少などの血液障害, 下痢など

---

*発熱性好中球減少症：[成人] 1日3g, 3回に分割 点滴静注（30分以上かけて）, [小児] 1日120mg/kg, 3回に分割 点滴静注（30分以上かけて）

経口用カルバペネム系薬

16 テビペネム

テビペネム ピボキシル／Tebipenem Pivoxil

TBPM-PI

🔴（創製は海外）

オラペネム（小児用細粒）　　Meiji Seika ファルマ（2009年）

100mg/g

ほかで効果が期待できない小児科領域の症例に限定使用

- 唯一の経口カルバペネム系薬
- 適応症は肺炎，副鼻腔炎，中耳炎
- 単剤製剤（デヒドロペプチダーゼIに安定）

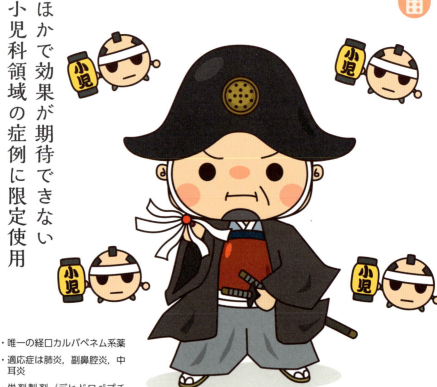

細胞壁合成阻害	AUC/MIC	小	ー	中間	短	小
作用機序	PK/PD	タンパク結合率	分布容積	代謝/排泄	消失半減期	分子量

| 同系の薬剤 | 該当なし |

| 主な適応症 | 肺炎，耳鼻科感染症 ➡ p.171 |

| 適応菌 |

グラム陽性球菌
黄色ブドウ球菌，
レンサ球菌属，肺炎球菌

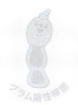
グラム陽性桿菌

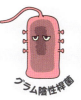
グラム陰性球菌
モラクセラ・カタラーリス

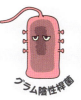
グラム陰性桿菌
インフルエンザ菌

嫌気性菌

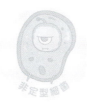
非定型細菌

一般的投与方法

1回
[小児]
4mg/kg，1日2回（食後）
（最大6mg/kg）

 臓器障害患者 △ ○   妊娠授乳 — —   溶解液 —

| 禁忌症・禁忌薬 |
バルプロ酸投与中の患者

| 主な副作用 |
[比較的まれだが重大なもの] 低カルニチン血症に伴う低血糖，ショック・アナフィラキシー様症状
[比較的よく見られるもの] 下痢・軟便，血小板数増多，発疹，嘔吐など

モノバクタム系薬

17 アズトレオナム AZT

アズトレオナム／Aztreonam

アザクタム（注射用）　　　エーザイ（1987年）

注 0.5g, 1g

グラム陰性菌にのみ有効，グラム陽性菌には無効

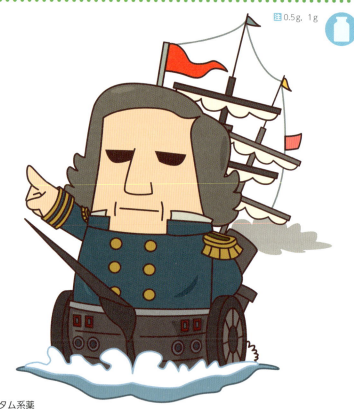

- 唯一のモノバクタム系薬
- β-ラクタマーゼに安定
- 他剤でアレルギーを示す患者に対して比較的安全に投与可能

 細胞壁合成阻害 / 作用機序

 TAM / PK/PD

 小 / タンパク結合率

 小 / 分布容積

 中間 / 代謝/排泄

 短 / 消失半減期

 小 / 分子量

同系の薬剤 該当なし

主な適応症 敗血症，細菌性髄膜炎，肺炎，**腹腔内感染症** → p.164，尿路感染症，性感染症，婦人科感染症，耳鼻科感染症，眼感染症

適応菌

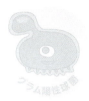
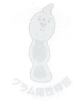

淋菌・髄膜炎菌

大腸菌, シトロバクター属,
クレブシエラ属,
エンテロバクター属,
セラチア属, プロテウス属,
モルガネラ・モルガニー,
プロビデンシア属,
インフルエンザ菌, 緑膿菌

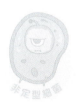

一般的投与方法＊

[成人]
1日 1〜2g，2回に分割
（最大4g，2〜4回に分割）
静注 点滴静注 筋注

[小児]
1日 40〜80mg/kg，2〜4回に分割
（最大150mg/kg，3〜4回に分割）
静注 点滴静注

| 臓器障害患者 | △ ○ | 妊娠授乳 | ○ ○ | 溶解液 | 静注 注射用水，生理食塩液，5％ブドウ糖液
点滴静注 補液
筋注 注射用水，生理食塩液 |

禁忌症・禁忌薬
該当なし

主な副作用
[比較的まれだが重大なもの] ショック，急性腎不全，大腸炎
[比較的よく見られるもの] 発疹，発熱，好酸球増多，AST（GOT）・ALT（GPT）・Al-P上昇など

＊淋菌感染症，子宮頸管炎：[成人] 1回1〜2g，1日1回 筋注 静注

第2章 抗菌薬キャラクターデータ

ホスホマイシン系薬

18 ホスホマイシン

ホスホマイシンカルシウム水和物／Fosfomycin Calcium Hydrate
ホスホマイシンナトリウム／Fosfomycin Sodium

ホスミシン（錠，ドライシロップ）
ホスミシンS（静注用，バッグ点滴静注用）　　Meiji Seika ファルマ（1980年）

錠 250mg, 500mg
ド 200mg/g, 400mg/g
注 0.5g, 1g, 2g

アレルギー性の副作用が少なく，広域スペクトル

- 唯一のホスホマイシン系薬
- 他剤との交差耐性がない
- 分子量が非常に小さい
- 注射剤はNaの含量が多いので注意

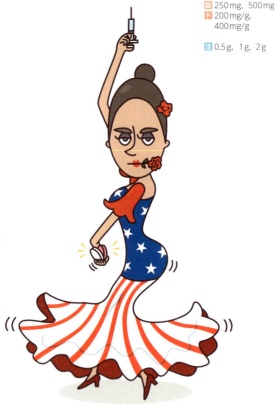

細胞壁合成阻害　PK/PD　タンパク結合率　分布容積　代謝/排泄　消失半減期　分子量
作用機序　　　　ー　　　　小　　　　　小　　　　腎　　　　短　　　　小

- 同系の薬剤　該当なし
- 主な適応症　敗血症，急性気道感染症，肺炎，腸管感染症，腹腔内感染症，**尿路感染症** → p.166，婦人科感染症，耳鼻科感染症，眼感染症，皮膚軟部組織感染症
- 適応菌

グラム陽性球菌
ブドウ球菌属

グラム陽性桿菌

グラム陰性球菌

グラム陰性桿菌
大腸菌，赤痢菌，サルモネラ属，セラチア属，プロテウス属，モルガネラ・モルガニー，プロビデンシア・レットゲリ，緑膿菌，カンピロバクター属

嫌気性菌

非定型細菌

一般的投与方法

 [成人] 1日　2～3g，3～4回に分割
　　　　　[小児] 1日　40～120mg/kg，3～4回に分割

 [成人] 1日　2～4g
　静注（5分以上かけて）2～4回に分割
　点滴静注（1～2時間かけて）2回に分割

[小児] 1日　100～200mg/kg
　静注（5分以上かけて）2～4回に分割
　点滴静注（1～2時間かけて）2回に分割

| 臓器障害患者 | △ | ○ | 妊娠授乳 | ○ | △ |

溶解液　静注　注射用水，5％ブドウ糖液
　　　　点滴静注　補液

- 禁忌症・禁忌薬
　該当なし
- 主な副作用
　[比較的まれだが重大なもの] ショック・アナフィラキシー様症状，偽膜性腸炎等の血便を伴う重篤な大腸炎，汎血球減少，無顆粒球症，血小板減少，肝機能障害，黄疸，痙攣
　[比較的よく見られるもの] 発疹，掻痒，AST（GOT）・ALT（GPT）・Al-P・LDH・γ-GTP・ビリルビン上昇，嘔気，腹痛，下痢，軟便，高ナトリウム血症など

アミノグリコシド系薬（抗結核作用）

19 ストレプトマイシン SM

ストレプトマイシン硫酸塩／Streptomycin Sulfate

硫酸ストレプトマイシン（注射用）　　Meiji Seika ファルマ（1970年）

注 1g

主に結核の初回標準治療として使用

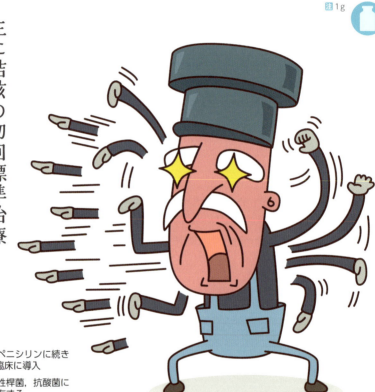

- ベンジルペニシリンに続き2番目に臨床に導入
- グラム陰性桿菌，抗酸菌に抗菌力を有する
- 非結核性抗酸菌症にも使用
- 分子量が大きい

タンパク合成阻害	Cmax/MIC	小	小	中間	中	大
作用機序	PK/PD	タンパク結合率	分布容積	代謝/排泄	消失半減期	分子量

同系の薬剤 カナマイシン（硫酸カナマイシン）

主な適応症 感染性心内膜炎，**結核** → p.182，非結核性抗酸菌症

適応菌

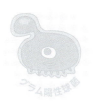
グラム陽性球菌

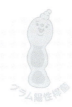
グラム陽性桿菌

グラム陰性球菌

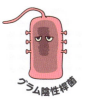
グラム陰性桿菌
ペスト菌，野兎病菌

嫌気性菌

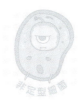
非定型細菌

抗酸菌
マイコバクテリウム属

その他
ワイル病レプトスピラ

一般的投与方法*

1日

[成人] 肺結核，その他の結核症
1g，週2〜3日，または，1〜3か月は毎日，その後週2日
60歳以上：0.5〜0.75g
筋注

| 臓器障害患者 | △ | ○ | 妊娠授乳 | × | △ | 溶解液 | 筋注 注射用水，生理食塩液 |

禁忌症・禁忌薬
難聴のある患者

主な副作用
[比較的まれだが重大なもの] 難聴・耳鳴・眩暈等の第8脳神経障害，急性腎不全等の重篤な腎障害，ショック，アナフィラキシー，中毒性表皮壊死融解症（TEN），皮膚粘膜眼症候群（SJS），間質性肺炎，溶血性貧血，血小板減少，肝機能障害，黄疸
[比較的よく見られるもの] 発熱，発疹，扁平苔癬型皮疹，口唇部のしびれ感，蟻走感，AST（GOT）・ALT（GPT）上昇など

---

*非結核性抗酸菌症：[成人] 1日0.75〜1g，週2〜3回，その他：1日1〜2g，1〜2回に分割 **筋注**

アミノグリコシド系薬（経口用）

20 カナマイシン[内]

カナマイシン一硫酸塩／Kanamycin Monosulfate

カナマイシン（カプセル，シロップ）

KM

● (発見，開発)

Meiji Seika ファルマ (1959年)

カ 250 mg
シ 50 mg/mL

腸管からほとんど
吸収されず，
腸管感染症に使用

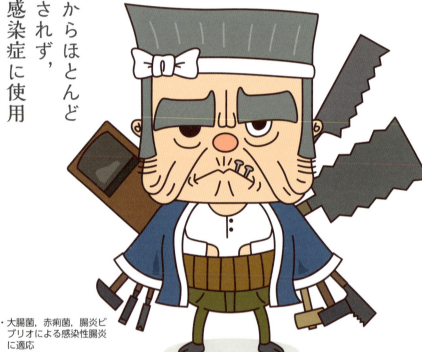

- 大腸菌，赤痢菌，腸炎ビブリオによる感染性腸炎に適応
- 消化管手術の消化管内殺菌にも使用

作用機序　PK/PD　タンパク結合率　分布容積　代謝/排泄　消失半減期　分子量

[同系の薬剤] 該当なし
[主な適応症] 腸管感染症 ➡ p.162
[適応菌]

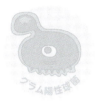
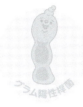

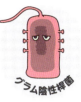

大腸菌, 赤痢菌

腸炎ビブリオ

一般的投与方法

 [成人] 2～4g, 4回に分割　　 [小児] 50～100mg/kg, 4回に分割

 臓器障害患者 ○ ○　　 妊娠授乳 × ○　　 溶解液 —

[禁忌症・禁忌薬]
該当なし

[主な副作用]
［比較的まれだが重大なもの］該当なし
［比較的よく見られるもの］過敏症状, 食欲不振, 悪心, 下痢など

アミノグリコシド系薬（抗緑膿菌用）

21 ゲンタマイシン

ゲンタマイシン硫酸塩／Gentamicin Sulfate

GM

ゲンタシン（注）　　　　　　　MSD（1968年）

注 10mg, 40mg, 60mg

緑膿菌などのグラム陰性桿菌に強い抗菌力

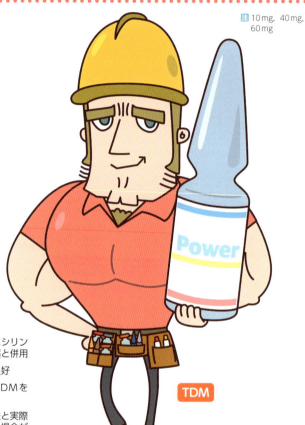

- 重症感染症で，ペニシリン系薬やセフェム系薬と併用
- 尿中移行が極めて良好
- 適正使用を目的にTDMを実施
- 添付文書の投与方法と実際の投与方法が異なる場合があるので注意

タンパク合成阻害	Cpeak/MIC AUC/MIC	小	小	腎	中	小
作用機序	PK/PD	タンパク結合率	分布容積	代謝/排泄	消失半減期	分子量

- **同系の薬剤** アミカシン（アミカシン硫酸塩），イセパマイシン（イセパシン，エクサシン），ジベカシン（パニマイシン），トブラマイシン（トブラシン）
- **主な適応症** 敗血症，感染性心内膜炎 ➡ p.154，肺炎，腹腔内感染症，尿路感染症，耳鼻科感染症，手術部位感染症

適応菌

グラム陽性球菌
ブドウ球菌属

グラム陽性桿菌

グラム陰性球菌

グラム陰性桿菌
大腸菌，クレブシエラ属，エンテロバクター属，セラチア属，プロテウス属，モルガネラ・モルガニー，プロビデンシア属，緑膿菌

嫌気性菌

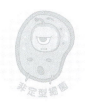
非定型細菌

一般的投与方法*

[成人]
1日 3mg/kg，3回に分割（最大5mg/kg，3～4回に分割）
点滴静注（30分～2時間かけて），筋注

[小児]
1回 2.0～2.5mg/kg，1日2～3回
点滴静注（30分～2時間かけて），筋注

臓器障害患者 △ 〇
妊娠授乳 × 〇
溶解液
 点滴静注 生理食塩液，5%ブドウ糖液，補液

禁忌症・禁忌薬
難聴のある患者

主な副作用
[比較的まれだが重大なもの] ショック，急性腎不全，難聴・耳鳴・眩暈等の第8脳神経障害
[比較的よく見られるもの] BUN・クレアチニン上昇，乏尿等など腎機能障害，AST(GOT)・ALT(GPT)・Al-P 上昇などの肝機能障害，好酸球増多，注射部位反応，四肢のしびれ感，痙攣など

*〈参考〉尿路感染症：[成人] 1回3mg/kg，1日1回，その他：MIC・重症度に応じて1回5mg/kgまたは7mg/kg，1日1回 点滴静注，[小児] 1回7mg/kg，1日1回 点滴静注 [抗菌薬ガイドライン改訂版，日本化学療法学会，2016]

アミノグリコシド系薬（抗緑膿菌用）

22 アミカシン

アミカシン硫酸塩／Amikacin Sulfate

AMK

アミカシン硫酸塩（注射液）　　日医工（1987年）

注 100mg, 200mg

緑膿菌などの
グラム陰性桿菌に
強い抗菌力

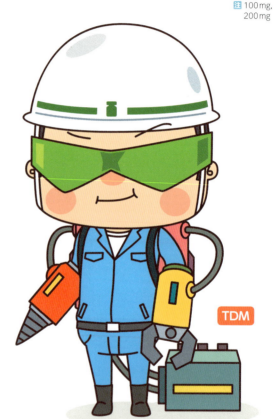

TDM

- 重症感染症で，ペニシリン系薬やセフェム系薬と併用
- 尿中移行が極めて良好
- 適正使用を目的にTDMを実施
- 添付文書の投与方法と実際の投与方法が異なる場合があるので注意

タンパク合成阻害	Cpeak/MIC AUC/MIC	小	小	腎	短	中
作用機序	PK/PD	タンパク結合率	分布容積	代謝/排泄	消失半減期	分子量

| 同系の薬剤 | ゲンタマイシン（ゲンタシン），イセパマイシン（イセパシン，エクサシン），ジベカシン（パニマイシン），トブラマイシン（トブラシン）

| 主な適応症 | 敗血症，肺炎，腹腔内感染症，**尿路感染症** ➡ p.166，手術部位感染症

| 適応菌 |

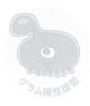
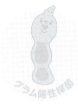

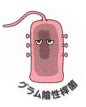

大腸菌, シトロバクター属, クレブシエラ属, エンテロバクター属, セラチア属, プロテウス属, モルガネラ・モルガニー, プロビデンシア属, 緑膿菌

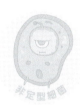

一般的投与方法*

[成人]
1回 100〜200mg，1日2回（1〜2回）
点滴静注（30分〜1時間かけて），筋注

[小児]
1日 4〜8mg/kg，2回（1〜2回）に分割
点滴静注（30分〜1時間かけて），筋注

臓器障害患者 △ ○ 妊娠授乳 × ○ 溶解液 点滴静注 生理食塩液，5％ブドウ糖液，補液

| 禁忌症・禁忌薬 |
難聴のある患者

| 主な副作用 |
[比較的まれだが重大なもの] ショック，難聴・耳鳴・めまいなどの第8脳神経障害，急性腎不全
[比較的よく見られるもの] 発疹，耳鳴，難聴，BUN上昇，AST（GOT）・ALT（GPT）上昇などの肝機能障害，注射部位の疼痛など

*〈参考〉尿路感染症：[成人]1回10mg/kg，1日1回，その他：MIC・重症度に応じて1回15mg/kgまたは20mg/kg，1日1回 点滴静注，[小児] 1回20mg/kg，1日1回 点滴静注（抗菌薬TDMガイドライン改訂版，日本化学療法学会，2016）

アミノグリコシド系薬（抗MRSA薬）

23 アルベカシン　ABK

アルベカシン硫酸塩／Arbekacin Sulfate

ハベカシン（注射液）　　Meiji Seika ファルマ（1990年）

注 25mg, 75mg, 100mg, 200mg

適応症はMRSAのみ

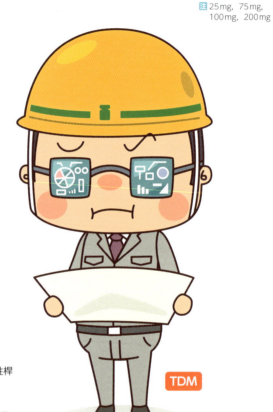

- グラム陽性球菌，グラム陰性桿菌にも抗菌力を有する
- 尿中移行が極めて良好
- 適正使用を目的にTDMを実施

 作用機序：タンパク合成阻害
 PK/PD：Cpeak/MIC
 タンパク結合率：小
 分布容積：小
 代謝/排泄：腎
 消失半減期：中
 分子量：中

| 同系の薬剤 | バンコマイシン（塩酸バンコマイシン），テイコプラニン（タゴシッド），リネゾリド（ザイボックス），ダプトマイシン（キュビシン） |

| 主な適応症 | 敗血症 → p.152，肺炎 |

| 適応菌 |

MRSA（メチシリン耐性黄色ブドウ球菌）

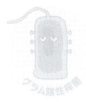

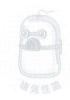

一般的投与方法*

[成人]
1日 150〜200mg，1〜2回に分割
点滴静注（30分〜2時間かけて），筋注

[小児]
1日 4〜6mg/kg，1〜2回に分割
点滴静注（30分かけて）

臓器障害患者 △ ○　　妊娠授乳 × ○

溶解液　点滴静注 生理食塩液，5％ブドウ糖液，補液

| 禁忌症・禁忌薬 |
難聴のある患者，腎障害，肝障害

| 主な副作用 |
[比較的まれだが重大なもの] ショック，痙攣，眩暈，耳鳴，耳閉感，難聴等の第8脳神経障害，急性腎不全等の重篤な腎障害，汎血球減少
[比較的よく見られるもの] BUN上昇，クレアチニン上昇，タンパク尿等の腎機能障害，AST（GOT）・ALT（GPT）上昇，発疹，貧血，好酸球増多，白血球減少，下痢など

*〈参考〉[成人] 1回4〜5.5mg/kg，1日1回 点滴静注 [JAID/JSC感染症治療ガイド2014，ライフ・サイエンス出版，2014]

> マクロライド系薬（14員環）

24 クラリスロマイシン　CAM

クラリスロマイシン／Clarithromycin

クラリス（錠, ドライシロップ小児用）
クラリシッド（錠, ドライシロップ小児用）

大正富山（1991年）
マイラン（1991年）

錠 50mg（小児用）, 200mg
ド 100mg/g

酸に安定で高い血中濃度を持続，組織移行性も良好

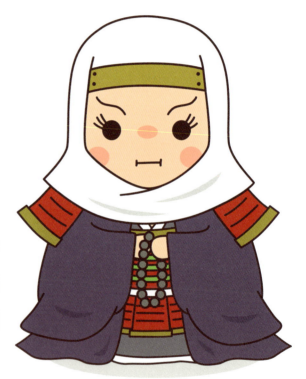

- 非定型細菌感染症では第1選択，非結核性抗酸菌症にも適応
- 胃，十二指腸潰瘍などのヘリコバクター・ピロリ感染症にも有効
- 抗菌作用以外の炎症作用を目的として，低用量長期間投与

タンパク合成阻害	AUC/MIC	小	大	中間	中	中
作用機序	PK/PD	タンパク結合率	分布容積	代謝/排泄	消失半減期	分子量

同系の薬剤 ロキシスロマイシン（ルリッド）

主な適応症 急性気道感染症 ➡ p.158，肺炎 ➡ p.160，腸管感染症 ➡ p.162，性感染症 ➡ p.168，婦人科感染症，耳鼻科感染症，眼感染症 ➡ p.172，歯性感染症，手術部位感染症，皮膚軟部組織感染症

適応菌

グラム陽性球菌

ブドウ球菌属，レンサ球菌属，肺炎球菌

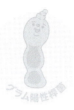

グラム陽性桿菌

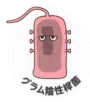 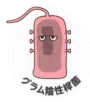

グラム陰性球菌

モラクセラ・カタラーリス

グラム陰性桿菌

インフルエンザ菌，ヘリコバクター・ピロリ，カンピロバクター属，レジオネラ属，百日咳菌

嫌気性菌

ペプトストレプトコッカス属

非定型細菌

クラミジア属，マイコプラズマ属

抗酸菌

マイコバクテリウム属

その他

一般的投与方法*

[成人] 400mg，2回に分割

[小児] 10～15mg/kg，2～3回に分割

臓器障害患者 △ －　妊娠授乳 △ ○　溶解液

禁忌症・禁忌薬
肝または腎障害者でコルヒチン投与中の患者，ピモジド，エルゴタミン含有製剤，タダラフィル（アドシルカ），アスナプレビル，バニプレビル，スボレキサント

主な副作用
[比較的まれだが重大なもの] ショック，アナフィラキシー，QT延長，心室頻拍（Torsades de pointesを含む），心室細動，劇症肝炎，肝機能障害，黄疸，肝不全，血小板減少，汎血球減少，溶血性貧血，白血球減少，無顆粒球症，中毒性表皮壊死融解症（TEN），皮膚粘膜眼症候群（SJS），多形紅斑，PIE症候群・間質性肺炎，痙攣，急性腎不全，尿細管間質性腎炎，アレルギー性紫斑病，薬剤性過敏症症候群，偽膜性腸炎，横紋筋融解症

[比較的よく見られるもの] 発疹，悪心・嘔吐，腹痛，下痢，好酸球増多，AST（GOT）・ALT（GPT）上昇など

---

*非結核性抗酸菌症：[成人] 1日800mg，2回に分割，[小児] 1日15mg/kg，2回に分割，ヘリコバクター・ピロリ感染症：（AMPC・PPI併用時）1日400mg（最大800mg），2回に分割，7日間，レジオネラ肺炎：[小児] 1日15mg/kg，2回に分割

マクロライド系薬（15員環）

25 アジスロマイシン

アジスロマイシン水和物／Azithromycin Hydrate

ジスロマック（錠, 細粒小児用, カプセル小児用, 点滴静注用）
ジスロマックSR（成人用ドライシロップ）　　ファイザー（2000年）

カ 100mg（小児用）
錠 250mg, 600mg
細 100mg/g
ド 2g
注 500mg

経口剤は1日1回3日間投与で，効果を発現（7日間有効）

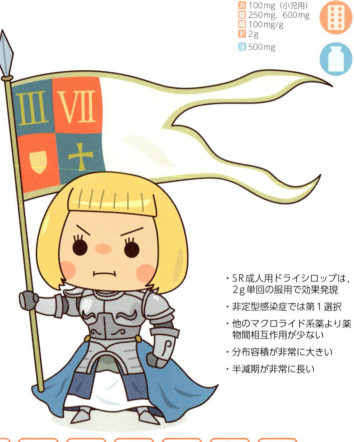

・SR成人用ドライシロップは，2g単回の服用で効果発現
・非定型感染症では第1選択
・他のマクロライド系薬より薬物間相互作用が少ない
・分布容積が非常に大きい
・半減期が非常に長い

タンパク合成阻害　AUC/MIC　小　大　肝　長　中
作用機序　PK/PD　タンパク結合率　分布容積　代謝/排泄　消失半減期　分子量

| 同系の薬剤 | 該当なし
| 主な適応症 | 急性気道感染症 ➡ p.158，肺炎 ➡ p.160，腸管感染症 ➡ p.162，性感染症，婦人科感染症 ➡ p.170，耳鼻科感染症，歯性感染症，皮膚軟部組織感染症

| 適応菌 |

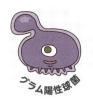
グラム陽性球菌
ブドウ球菌属，レンサ球菌属，肺炎球菌

グラム陽性桿菌

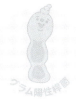
グラム陰性球菌
淋菌，モラクセラ・カタラーリス

グラム陰性桿菌
インフルエンザ菌，レジオネラ・ニューモフィラ

嫌気性菌
ペプトストレプトコッカス属，プレボテラ属

非定型細菌
クラミジア属（小児：肺炎クラミジア），マイコプラズマ属

抗酸菌
マイコバクテリウム・アビウムコンプレックス

一般的投与方法

 [成人] 1回 500mg，1日1回，3日間，ド 2g（空腹時，単回）

 [小児] 1回 10mg/kg，1日1回，3日間

 [成人] 1回 500mg，1日1回 点滴静注（2時間かけて）

臓器障害患者   ○ ○
妊娠授乳   ○  ○
溶解液 注射用水で溶解してから希釈 点滴静注 5%ブドウ糖液など

| 禁忌症・禁忌薬 |
該当なし

| 主な副作用 |
[比較的まれだが重大なもの] ショック，アナフィラキシー，中毒性表皮壊死融解症（TEN），皮膚粘膜眼症候群（SJS），急性汎発性発疹性膿疱症，薬剤性過敏症症候群，肝炎，肝機能障害，黄疸，肝不全，急性腎不全，偽膜性大腸炎，出血性大腸炎，間質性肺炎，好酸球性肺炎，QT延長，心室性頻脈（Torsades de pointesを含む），白血球減少，顆粒球減少，血小板減少，横紋筋融解症
[比較的よく見られるもの] 下痢，悪心・嘔吐，発疹，好酸球増多，白血球減少，AST(GOT)・ALT(GPT)上昇など

リンコマイシン系薬

26 クリンダマイシン CLDM

クリンダマイシン塩酸塩／Clindamycin Hydrochloride,
クリンダマイシンリン酸エステル／Clindamycin Phosphate

ダラシン（カプセル），ダラシンS（注射液）　　　ファイザー（1970年）

カ 75mg, 150mg
注 300mg, 600mg

グラム陽性菌，嫌気性菌，マイコプラズマに対して有効

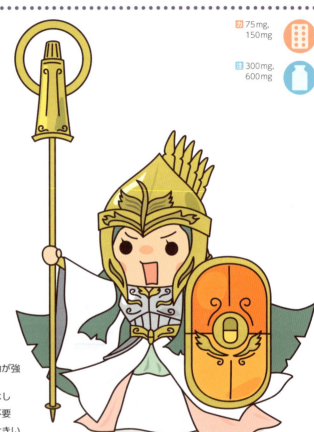

- リンコマイシンより抗菌力が強く，吸収率が良好
- 経口剤は嫌気性菌に適応なし
- 腎機能による用量調整は不要
- タンパク結合率が非常に大きい

 作用機序：タンパク合成阻害
 PK/PD：TAM
 タンパク結合率：大
 分布容積：大
 代謝/排泄：肝
 消失半減期：中
分子量：小

[同系の薬剤] リンコマイシン（リンコシン）

[主な適応症] 敗血症，急性気道感染症，**肺炎** ➡ p.160，耳鼻科感染症，眼感染症，歯性感染症，皮膚軟部組織感染症

[適応菌]

グラム陽性球菌
ブドウ球菌属，レンサ球菌属，肺炎球菌

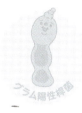
グラム陽性桿菌

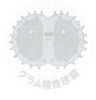
グラム陰性球菌

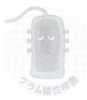
グラム陰性桿菌

嫌気性菌
ペプトストレプトコッカス属，バクテロイデス属，プレボテラ属

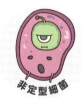
非定型細菌
マイコプラズマ属

[一般的投与方法]

 [成人] 150mg，1日4回（最大300mg，1日3回）

 [小児] 1日 15mg/mg，3～4回に分割（最大20mg/kg）

 [成人] 1日 600～1,200mg，2～4回に分割（最大2,400mg）
点滴静注（30分～1時間かけて），筋注

 [小児] 1日 15～25mg/kg，3～4回に分割（最大40mg/kg）
点滴静注（30分～1時間かけて）

 臓器障害患者 ○ −   妊娠授乳 ○ ○

 溶解液　点滴静注　生理食塩液，5％ブドウ糖液，アミノ酸製剤，補液

[禁忌症・禁忌薬] エリスロマイシン

[主な副作用]
[比較的まれだが重大なもの] ショック，アナフィラキシー，偽膜性大腸炎等での血便を伴う重篤な大腸炎，中毒性表皮壊死融解症（TEN），皮膚粘膜眼症候群（SJS），急性汎発性発疹性膿疱症，剥脱性皮膚炎，薬剤性過敏症症候群，間質性肺炎，PIE症候群，心停止，汎血球減少，無顆粒球症，血小板減少症，肝機能障害，黄疸，急性腎不全

[比較的よく見られるもの] 発疹，下痢，AST（GOT）・ALT（GPT）上昇，好酸球増多，注射部位反応など

テトラサイクリン系薬

27 ミノサイクリン

MINO

ミノサイクリン塩酸塩／Minocycline Hydrochloride

ミノマイシン（錠，カプセル，顆粒，点滴静注用）　　ファイザー（1971年）

錠力 50mg, 100mg
顆 20mg/g
注 100mg

グラム陽性菌・陰性菌，非定型細菌に対して有効

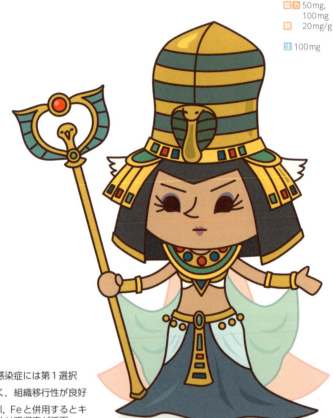

- 非定型細菌感染症には第1選択
- 脂溶性が高く，組織移行性が良好
- Ca，Mg，Al，Feと併用するとキレートをつくり吸収率が低下

タンパク合成阻害	TAM	小	大	肝	長	小
作用機序	PK/PD	タンパク結合率	分布容積	代謝/排泄	消失半減期	分子量

| 同系の薬剤 | ドキシサイクリン（ビブラマイシン），該当なし |

主な適応症　敗血症，急性気道感染症，肺炎，腸管感染症，腹腔内感染症，尿路感染症，**性感染症**→p.168，婦人科感染症，耳鼻科感染症，**眼感染症**→p.172，歯性感染症，手術部位感染症，**皮膚軟部組織感染症**→p.178

適応菌

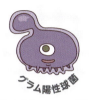
グラム陽性球菌
ブドウ球菌属，レンサ球菌属，肺炎球菌，腸球菌属

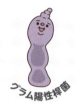
グラム陽性桿菌
炭疽菌

グラム陰性球菌
淋菌，モラクセラ・ラクナータ

グラム陰性桿菌
大腸菌，赤痢菌，シトロバクター属，クレブシエラ属，エンテロバクター属，プロテウス属，モルガネラ・モルガニー，プロビデンシア属，インフルエンザ菌，シュードモナス属，緑膿菌，バークホルデリア・セパシア，アシネトバクター属，ステノトロホモナス・マルトフィリア，レジオネラ・ニューモフィラ

嫌気性菌
フラボバクテリウム属

非定型細菌
リケッチア属，クラミジア属，肺炎マイコプラズマ

その他
梅毒トレポネーマ

一般的投与方法

 [成人] 初回：100〜200 mg，以降：100 mg，1日1〜2回

[小児] 1日 2〜4 mg/kg，1〜2回に分割

[成人] 初回：100〜200 mg，以降：100 mg，1日1〜2回
点滴静注（30分〜2時間かけて）

臓器障害患者 ○ ○　妊娠授乳 × △　点滴静注 溶解液　生理食塩液，5％ブドウ糖，アミノ酸製剤など

禁忌症・禁忌薬
該当なし

主な副作用
[比較的まれだが重大なもの] ショック，アナフィラキシー，全身性紅斑性狼瘡（SLE）様症状の増悪，結節性多発動脈炎，顕微鏡的多発血管炎，自己免疫性肝炎，中毒性表皮壊死融解症（TEN），皮膚粘膜眼症候群（SJS），多形紅斑，剥脱性皮膚炎，薬剤性過敏症症候群，血液障害，重篤な肝機能障害，急性腎不全，間質性腎炎，呼吸困難，間質性肺炎，PIE症候群，膵炎，痙攣，意識障害等の精神神経障害，出血性腸炎，偽膜性大腸炎
[比較的よく見られるもの] 発疹，発熱，腹痛，悪心・食欲不振，めまい感，頭痛，投与部位反応，血管痛，肝機能障害など

ニューキノロン系薬

28 レボフロキサシン　LVFX

レボフロキサシン水和物／Levofloxacin Hydrate

クラビット（錠，細粒，点滴静注，点滴静注バッグ）　第一三共（2009年）

錠 250mg, 500mg
100mg/g
注 500mg

グラム陽性菌・陰性菌，非定型細菌などに対して，幅広く，強い抗菌力

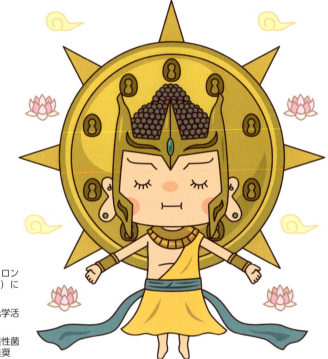

- レスピラトリーキノロン（呼吸器用キノロン）に分類
- オフロキサシンの光学活性体
- 臨床的にはグラム陰性菌感染症への使用を推奨
- 組織移行性が良好

DNA合成阻害	AUC/MIC Cmax/MIC	小	大	腎	長	小
作用機序	PK/PD	タンパク結合率	分布容積	代謝/排泄	消失半減期	分子量

同系の薬剤	錠 ガレノキサシン（ジェニナック），シタフロキサシン（グレースビット），シプロフロキサシン（シプロキサン），モキシフロキサシン（アベロックス）ほか
	注 シプロフロキサシン（シプロキサン），パズフロキサシン（パシル・パズクロス）

| 主な適応症 | 急性気道感染症 ➡ p.158，肺炎 ➡ p.160，腸管感染症 ➡ p.162，腹腔内感染症，尿路感染症 ➡ p.166，性感染症 ➡ p.168，婦人科感染症，耳鼻科感染症，眼感染症 ➡ p.172，歯性感染症，手術部位感染症，骨髄炎・関節炎 ➡ p.176，皮膚軟部組織感染症，発熱性好中球減少症 ➡ p.180，結核 ➡ p.182 |

適応菌

グラム陽性球菌
ブドウ球菌属，レンサ球菌属，肺炎球菌属，腸球菌属

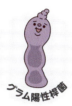
グラム陽性桿菌
炭疽菌

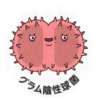
グラム陰性球菌
淋菌，モラクセラ・カタラーリス

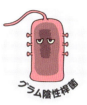
グラム陰性桿菌
大腸菌，赤痢菌，サルモネラ属，チフス菌，パラチフス菌，シトロバクター属，クレブシエラ属，エンテロバクター属，セラチア属，プロテウス属，モルガネラ・モルガニー，プロビデンシア属，ペスト菌，インフルエンザ菌，緑膿菌，アシネトバクター属，カンピロバクター属，レジオネラ属，ブルセラ属，野兎病菌

嫌気性菌
ペプトストレプトコッカス属，アクネ菌，プレボテラ属，コレラ菌

非定型細菌
Q熱リケッチア，トラコーマクラミジア，肺炎クラミジア，肺炎マイコプラズマ

抗酸菌
結核菌

一般的投与方法

 ［成人］500mg，1日1回

 ［成人］500mg，1日1回
点滴静注（約60分かけて）

| 臓器障害患者 | △ ○ | 妊娠授乳 | × × | 溶解液 |  点滴静注 生理食塩液，5％ブドウ糖液，補液 |

| 禁忌症・禁忌薬 | 妊婦・妊娠の可能性のある婦人，小児 |

主な副作用
［比較的まれだが重大なもの］ショック，アナフィラキシー，中毒性表皮壊死融解症，皮膚粘膜眼症候群，痙攣，QT延長，心室頻拍（Torsades de pointesを含む），急性腎不全，間質性腎炎，劇症肝炎，汎血球減少症，無顆粒球症，溶血性貧血，血小板減少，間質性肺炎，好酸球性肺炎，横紋筋融解症，低血糖，アキレス腱炎，腱断裂等の腱障害，錯乱，せん妄，その他*

［比較的よく見られるもの］悪心，下痢，めまい，白血球減少，AST（GOT）・ALT（GPT）上昇，好酸球増加，注射部位反応など

＊肝機能障害，黄疸，偽膜性大腸炎等の血便を伴う重篤な大腸炎，抑うつ等の精神症状，過敏性血管炎，重症筋無力症の悪化

29 ガレノキサシン

ニューキノロン系薬

メシル酸ガレノキサシン水和物／Garenoxacin Mesilate Hydrate

GRNX

ジェニナック（錠） アステラス（2007年）

錠 200mg

グラム陽性菌・陰性菌，非定型細菌に対して，幅広く，強い抗菌力

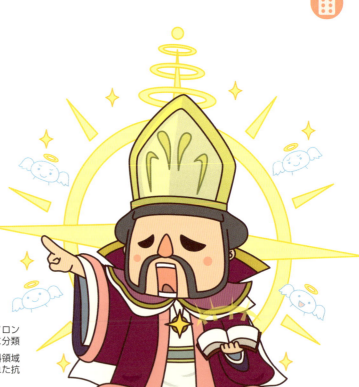

- レスピラトリーキノロン（呼吸用キノロン）に分類
- 呼吸器・耳鼻咽喉科領域の主要起炎菌に優れた抗菌活性
- 組織移行性も良好

 DNA合成阻害 / 作用機序

 AUC/MIC Cmax/MIC / PK/PD

 大 / タンパク結合率

 大 / 分布容積

 中間 / 代謝/排泄

長 / 消失半減期

 中 / 分子量

| 同系の薬剤 | レボフロキサシン(クラビット), シタフロキサシン(グレースビット), トスフロキサシン(オゼックス, トスキサシン), モキシフロキサシン(アベロックス)ほか |

| 主な適応症 | 急性気道感染症, 肺炎 ➡ p.160, 耳鼻科感染症, 結核 ➡ p.182 |

適応菌

ブドウ球菌属, レンサ球菌属,
肺炎球菌

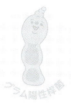

モラクセラ・カタラーリス

大腸菌, クレブシエラ属,
エンテロバクター属,
インフルエンザ菌,
レジオネラ属

肺炎クラミジア,
肺炎マイコプラズマ

一般的投与方法

 [成人]
400mg, 1日1回

| 禁忌症・禁忌薬 |
妊婦・妊娠の可能性のある婦人, 小児

| 主な副作用 |
[比較的まれだが重大なもの] ショック, アナフィラキシー, 皮膚粘膜眼症候群(SJS), 徐脈, 洞停止, 房室ブロック, QT延長, 心室頻拍(Torsades de pointesを含む), 心室細動, 劇症肝炎, 肝機能障害, 低血糖, 偽膜性大腸炎等の血便を伴う重篤な大腸炎, 無顆粒球症, 血小板減少, 横紋筋融解症, 幻覚, せん妄などの精神症状, 痙攣, 間質性肺炎, 好酸球性肺炎, 重症筋無力症の悪化, 急性腎不全
[比較的よく見られるもの] 下痢, 軟便, 頭痛, AST(GOT)・ALT(GPT)上昇, 血中アミラーゼ増加, 発疹, 光線過敏症, 好酸球増多など

グリコペプチド系薬（抗MRSA薬）

30 バンコマイシン[注]

バンコマイシン塩酸塩／Vancomycin Hydrochloride

塩酸バンコマイシン（点滴静注用）　　　シオノギ（1995年）

注 0.5 g

グラム陽性菌に抗菌力，多剤耐性菌（MRSAなど）に使用

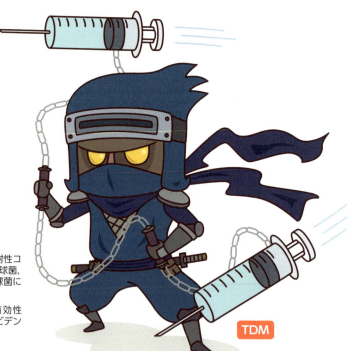

- MRSA，メチシリン耐性コアグラーゼ陰性ブドウ球菌，ペニシリン耐性肺炎球菌に適応
- 抗MRSA薬の中で有効性や副作用に関するエビデンスが豊富
- 分子量大きい
- 適正使用を目的にTDMを実施

細胞壁合成阻害	AUC/MIC	小	中	腎	中	大
作用機序	PK/PD	タンパク結合率	分布容積	代謝/排泄	消失半減期	分子量

[同系の薬剤] アルベカシン(ハベカシン),テイコプラニン(タゴシッド),リネゾリド(ザイボックス),ダプトマイシン(キュビシン)

[主な適応症] 敗血症 ⇒ p.152,感染性心内膜炎 ⇒ p.154,細菌性髄膜炎 ⇒ p.156,肺炎,腹腔内感染症,手術部位感染症,骨髄炎・関節炎 ⇒ p.176,発熱性好中球減少症

[適応菌]

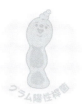
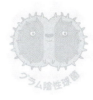
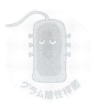

MRSA(メチシリン耐性黄色ブドウ球菌),MRCNS(メチシリン耐性コアグラーゼ陰性ブドウ球菌),PRSP(ペニシリン耐性肺炎球菌)

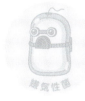
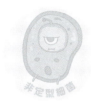

一般的投与方法*

[成人]
1日 2g,2~4回に分割
(高齢者1g,1~2回に分割)
点滴静注（60分以上かけて）

[小児]
1日 40mg/kg,2~4回に分割
点滴静注（60分以上かけて）

 臓器障害患者 △ ○　 妊娠授乳 △ ○

 溶解液　点滴静注 生理食塩液,5%ブドウ糖液など

[禁忌症・禁忌薬]
難聴のある患者

[主な副作用]
[比較的まれだが重大なもの] ショック,アナフィラキシー,急性腎不全,間質性腎炎,汎血球減少,無顆粒球症,血小板減少,中毒性表皮壊死融解症(TEN),皮膚粘膜眼症候群(SJS),剥脱性皮膚炎,薬剤性過敏症症候群,第8脳神経障害,偽膜性大腸炎,肝機能障害,黄疸
[比較的よく見られるもの] 発疹,発赤,顔面紅潮,下痢,悪心,嘔吐,AST(GOT)・ALT(GPT)・Al-P上昇,BUN上昇,クレアチニン上昇など

*（参考）[成人] 1回15~20mg/kg,12時間ごと(最大1日4g)(初回のみ25~30mg/kgの負荷投与も可能) 点滴静注
[抗菌薬TDMガイドライン改訂版,日本化学療法学会,2016]

グリコペプチド系薬（抗MRSA薬）

31 バンコマイシン[内]

バンコマイシン塩酸塩／Vancomycin Hydrochloride

塩酸バンコマイシン（散） シオノギ（1995年）

0.5g

グラム陽性菌に抗菌力を有し，腸管感染症に使用

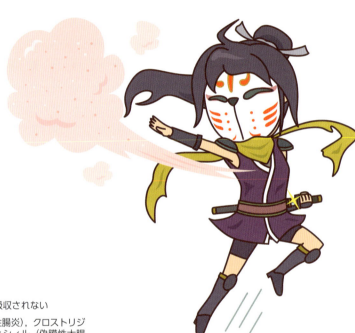

- 腸管から殆ど吸収されない
- MRSA（感染性腸炎），クロストリジウム・ディフィシィル（偽膜性大腸炎）に適応
- 骨髄移植時の消化管内殺菌にも使用
- 分子量大きい

細胞壁合成阻害　　PK/PD　　タンパク結合率　　分布容積　　代謝/排泄　　消失半減期　　分子量　大
作用機序

| 同系の薬剤 | 該当なし |
| 主な適応症 | 腸管感染症 ➡ p.162 |
| 適応菌 |

グラム陽性球菌
MRSA（ブドウ球菌属）

グラム陽性桿菌

グラム陰性球菌

グラム陰性桿菌

嫌気性菌
クロストリジウム・
デイフィシル

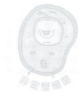
非定型細菌

一般的投与方法

［成人］ ①感染性腸炎，②骨髄移植時の消化管内殺菌
1回
① 0.125〜0.5g，1日4回
② 0.5g，1日4〜6回

 臓器障害患者 ○ ○　 妊娠授乳 △  ○　 溶解液 注射用水など

禁忌症・禁忌薬
該当なし

主な副作用
［比較的まれだが重大なもの］ショック
［比較的よく見られるもの］下痢，悪心，嘔吐，発疹，発赤，顔面紅潮，AST(GOT)・ALT(GPT)・Al-P上昇，BUN上昇，クレアチニン上昇など

グリコペプチド系薬（抗MRSA薬）

32 テイコプラニン

テイコプラニン／Teicoplanin

TEIC

タゴシッド（注射用）　　　　　　　　　サノフィ（1998年）

注 200mg

グラム陽性菌に抗菌力，MRSAに使用

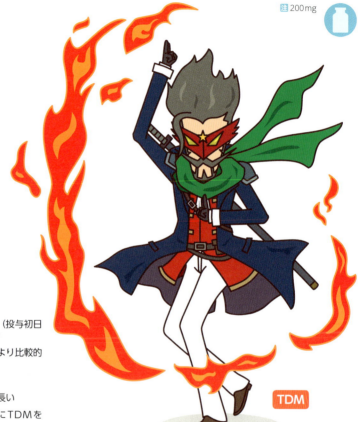

- 負荷投与を実施（投与初日の投与量が多い）
- バンコマイシンより比較的腎障害が少ない
- 分子量が大きい
- 半減期が非常に長い
- 適正使用を目的にTDMを実施

細胞壁合成阻害	−	大	大	中間	長	大
作用機序	PK/PD	タンパク結合率	分布容積	代謝/排泄	消失半減期	分子量

| 同系の薬剤 | アルベカシン（ハベカシン），バンコマイシン（バンコマイシン），リネゾリド（ザイボックス），ダプトマイシン（キュビシン） |

| 主な適応症 | **敗血症** ➡ p.152，肺炎，皮膚軟部組織感染症，手術部位感染症，**骨髄炎・関節炎** ➡ p.176 |

| 適応菌 |

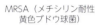
MRSA（メチシリン耐性黄色ブドウ球菌）

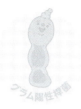
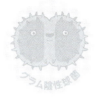
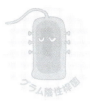

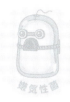
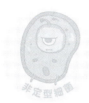

一般的投与方法

[成人] ①一般感染症，②敗血症
① 初日 400 mg または 800 mg，2 回に分割，以後 200 mg または 400 mg，1 日 1 回
② 初日 800 mg，2 回に分割，以後 400 mg，1 日 1 回
点滴静注（30 分以上かけて）

[小児] ①一般感染症，②敗血症
① 10 mg/kg，12 時間ごとに 3 回，以後 6～10 mg/回，24 時間ごと
② 10 mg/kg，12 時間ごとに 3 回，以後 10 mg/回，24 時間ごと
点滴静注（30 分以上かけて）

臓器障害患者   妊娠授乳 　　溶解液　注射用水または生理食塩液で溶解してから希釈
点滴静注　生理食塩液など

| 禁忌症・禁忌薬 |
難聴のある患者

| 主な副作用 |
[比較的まれだが重大なもの] ショック，アナフィラキシー様症状，第 8 脳神経障害，中毒性表皮壊死融解症（TEN），皮膚粘膜眼症候群（SJS），紅皮症，無顆粒球症，白血球減少症，血小板減少，急性腎不全，肝機能障害，黄疸
[比較的よく見られるもの] 発熱，発疹，AST（GOT）・ALT（GPT）・Al-P 上昇，BUN 上昇，好酸球増多など

環状リポペプチド系薬（抗MRSA薬）

33 ダプトマイシン

ダプトマイシン／Daptomycin

キュビシン（静注用）　　　　　　　　　　MSD（2011年）

注 350mg

グラム陽性菌に抗菌力，適応はMRSA

- LZD耐性菌にも有効
- 皮膚や骨組織への移行性は良好
- 肺サーファクタントに結合し不活化するため，肺炎には無効
- 分子量大きい
- タンパク結合が非常に大きい

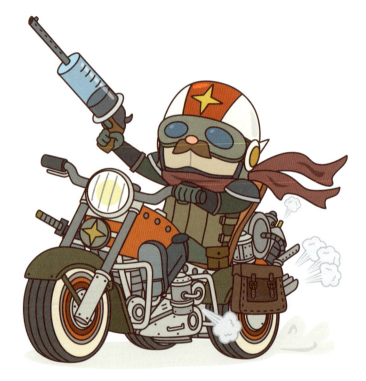

作用機序：DNA・RNA・タンパク合成阻害

PK/PD：AUC/MIC

タンパク結合率：大

分布容積：小

代謝/排泄：中間

消失半減期：長

分子量：大

| 同系の薬剤 | アルベカシン(ハベカシン)，バンコマイシン(バンコマイシン)，テイコプラニン(タゴシッド)，リネゾリド(ザイボックス) |

| 主な適応症 | **敗血症** ➡ p.152，感染性心内膜炎，皮膚軟部組織感染症，手術部位感染症，**骨髄炎・関節炎** ➡ p.176 |

適応菌

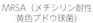
MRSA（メチシリン耐性黄色ブドウ球菌）

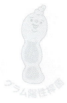
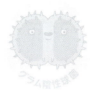

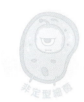

一般的投与方法

[成人] ①敗血症，感染性心内膜炎，②深在性皮膚感染症，外傷・熱傷及び手術創等の二次感染，びらん・潰瘍の二次感染

①6mg/kg，1日1回，②4mg/kg，1日1回
静注　点滴静注（30分かけて）

臓器障害患者　△　○
妊娠授乳　△　△

生理食塩液で溶解してから希釈
点滴静注　生理食塩液
静注　生理食塩液

| 禁忌症・禁忌薬 | 該当なし |

[主な副作用]
[比較的まれだが重大なもの] ショック・アナフィラキシー，急性汎発性発疹性膿疱症，横紋筋融解症，好酸球性肺炎，末梢性ニューロパシー，腎不全，偽膜性腸炎
[比較的よく見られるもの] 下痢，発疹，発熱，AST(GOT)・ALT(GPT)・Al-P上昇，血小板数減少，CK(CPK)上昇，好酸球数増多など

オキサゾリジノン系薬（抗MRSA薬）

34 リネゾリド

LZD

リネゾリド／Linezolid

ザイボックス（錠, 注射液）　　　ファイザー（2001年）

錠 600mg
注 600mg

MRSA，バンコマイシン耐性腸球菌に使用

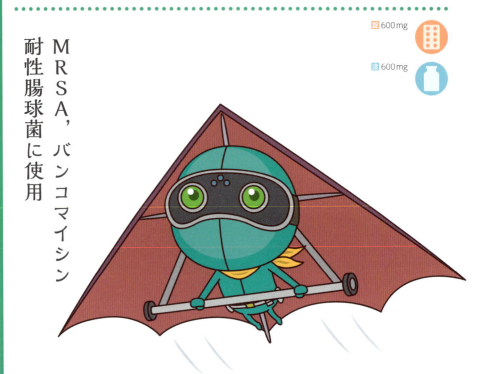

・経口剤は，腸管からの吸収率が良好
・腎機能による投与量の調整は不要
・分子量が比較的小さく，組織移行性が良好

作用機序
タンパク合成阻害

PK/PD
AUC/MIC

タンパク結合率
小

分布容積
中

代謝/排泄
中間

消失半減期
中

分子量
小

- 同系の薬剤　🔴該当なし，🔵アルベカシン(ハベカシン)，バンコマイシン(バンコマイシン)，テイコプラニン(タゴシッド)，ダプトマイシン(キュビシン)
- 主な適応症　**敗血症** ➡ p.152，**細菌性髄膜炎** ➡ p.156，肺炎，皮膚軟部組織感染症，手術部位感染症，**骨髄炎・関節炎** ➡ p.176
- 適応菌

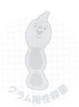

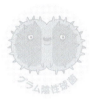

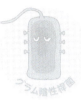

MRSA(メチシリン耐性黄色ブドウ球菌)，VRE(バンコマイシン耐性エンテロコッカス・フェシウム)

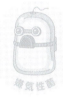

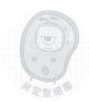

一般的投与方法

1回　[成人]　600mg，1日2回

1回　[小児]　10mg/kg，1日3回（最大600mg）

1回　[成人]　600mg，1日2回　点滴静注（30分～2時間かけて）

1回　[小児]　10mg/kg，1日3回（最大600mg）　点滴静注（30分～2時間かけて）

腎機能障害患者	〇 〇	妊娠授乳	△ △	溶解液	—

禁忌症・禁忌薬
該当なし

主な副作用
[比較的まれだが重大なもの] 可逆的な貧血，白血球減少症，汎血球減少症，血小板減少症等の骨髄抑制，代謝性アシドーシス，視神経症，ショック，アナフィラキシー，間質性肺炎，腎不全，低ナトリウム血症，偽膜性大腸炎，肝機能障害

[比較的よく見られるもの] 発疹，血小板減少症，貧血，下痢，白血球減少，低ナトリウム血症，肝機能検査値異常など

グリシルサイクリン系薬

35 チゲサイクリン　TGC

チゲサイクリン／Tigecycline

タイガシル（点滴静注用）　　ファイザー（2012年）

注 50mg

適応は多剤耐性の
グラム陰性桿菌

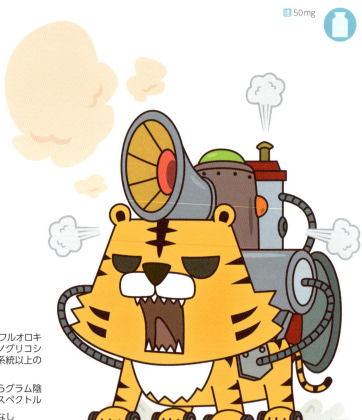

- β-ラクタム系，フルオロキノロン系，アミノグリコシド系薬の内，2系統以上の耐性菌に使用
- グラム陽性菌からグラム陰性菌まで幅広いスペクトル
- 緑膿菌には効果なし
- 分布容積が非常に大きい

タンパク合成阻害	—	大	大	肝	長	中
作用機序	PK/PD	タンパク結合率	分布容積	代謝/排泄	消失半減期	分子量

| 同系の薬剤 | 該当なし

| 主な適応症 | 敗血症 ⇒ p.152，腹腔内感染症，皮膚軟部組織感染症，手術部位感染症

| 適応菌 |

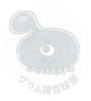
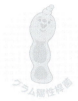

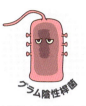

大腸菌，シトロバクター属，クレブシエラ属，エンテロバクター属，アシネトバクター属，
（β-ラクタム系，フルオロキノロン系，アミノグリコシド系のうち，2系統以上の耐性）

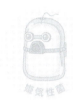

一般的投与方法

[成人]
1回 初回100mg，以後50mg，1日2回
点滴静注（30分〜60分かけて）

 臓器障害患者 ○ △ 妊娠授乳 × ×

 生理食塩液，5％ブドウ糖で溶解してから希釈
溶解液 点滴静注 生理食塩液，5％ブドウ糖

| 禁忌症・禁忌薬 |
該当なし

| 主な副作用 |
[比較的まれだが重大なもの] ショック，アナフィラキシー，重篤な肝障害，血小板減少症，急性膵炎，偽膜性大腸炎，皮膚粘膜眼症候群（SJS）
[比較的よく見られるもの] 悪心，嘔吐，下痢，発疹，掻痒，プロトロンビン時間延長，活性化部分トロンボプラスチン時間延長，AST（GOT）・ALT（GPT）上昇，ビリルビン血症，BUN上昇，頭痛，浮動性めまいなど

ポリペプチド系薬

36 コリスチン[注]

コリスチンメタンスルホン酸ナトリウム／Colistin Sodium Methanesulfonate

CL （創製）

オルドレブ（点滴静注用） GSK（2015年）

注 150mg

グラム陰性菌に抗菌力，多剤耐性菌感染症に使用

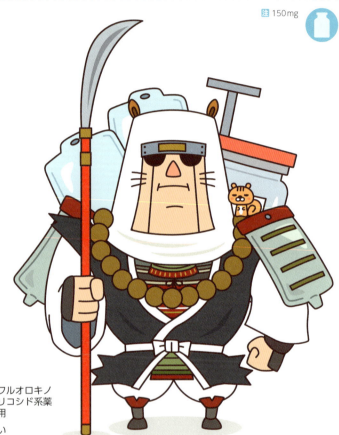

- β-ラクタム系薬，フルオロキノロン系薬，アミノグリコシド系薬に耐性を示す菌に使用
- 分子量が非常に大きい

作用機序	PK/PD	タンパク結合率	分布容積	代謝/排泄	消失半減期	分子量
細胞質膜への障害作用	—	小	中	不明	中	大

同系の薬剤 該当なし

主な適応症 各種感染症（敗血症 ⇒ p.152）

適応菌

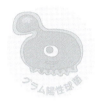
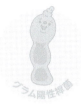

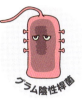

大腸菌, シトロバクター属,
クレブシエラ属,
エンテロバクター属,
緑膿菌, アシネトバクター属

（β-ラクタム系, フルオ
ロキノロン系, アミノ
グリコシド系に耐性）

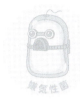
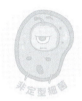

一般的投与方法

[成人]
1回 1.25〜2.5 mg/kg, 1日2回
点滴静注（30分以上かけて）

溶解液　注射用水または生理食塩液で溶解してから希釈
点滴静注　生理食塩液など

禁忌症・禁忌薬
該当なし

主な副作用
[比較的まれだが重大なもの] 腎不全, 腎機能障害, 呼吸窮迫, 無呼吸, 偽膜性大腸炎
[比較的よく見られるもの] 発疹, 掻痒感, 尿量減少, 頭痛, 浮動性めまい, 錯乱などの神経系障害など

37 スルファメトキサゾール・トリメトプリム

（スルファメトキサゾールは日本で創製）　ST

スルファメトキサゾール・トリメトプリム合剤（ST合剤）／Sulfamethoxazole・Trimethoprim

バクタ（配合錠，配合顆粒）
バクトラミン（配合錠，配合顆粒，注）

シオノギ（1976年）
中外（1976年）

錠 S：400mg・T：80mg
顆 S：400mg・T：80mg/g

注 S：400mg・T：80mg

持続性サルファ剤と抗菌物質の合剤，作用が相乗的に増大

- ショック，血液障害などの重篤な副作用に注意
- 注射剤はニューモシスチス肺炎のみに適応
- 経口剤の吸収率は良好
- 腎・肺への移行が良好

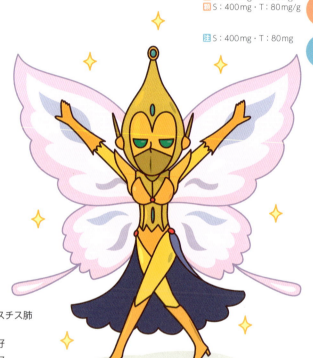

 葉酸生合成・葉酸活性化過程の阻害 — 作用機序

 － PK/PD

 小 タンパク結合率

 大 分布容積

 中間 代謝/排泄

 長 消失半減期

 小 分子量

同系の薬剤 該当なし

主な適応症 肺炎 → p.160，腸管感染症，尿路感染症，骨髄炎・関節炎 → p.176，結核

適応菌

グラム陽性球菌
腸球菌属

グラム陽性桿菌

グラム陰性球菌

グラム陰性桿菌
大腸菌，赤痢菌，シトロバクター属，クレブシエラ属，エンテロバクター属，プロテウス属，モルガネラ・モルガニー，プロビデンシア属，インフルエンザ菌

嫌気性菌

非定型細菌

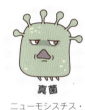
真菌
ニューモシスチス・イロヴェチ

一般的投与方法

[成人] ①一般感染症，②ニューモシスチス肺炎治療
1日 ①4錠（g），2回に分割
②9〜12錠（g），3〜4回に分割

[小児] ニューモシスチス肺炎治療
1日 トリメトプリムとして 15〜20mg/kg，3〜4回に分割

[成人] ニューモシスチス肺炎治療
1日 トリメトプリムとして 15〜20mg/kg，3回に分割
点滴静注（1〜2時間かけて）

臓器障害患者 △ ○　妊娠授乳 × ×　溶解液 点滴静注 5％ブドウ糖液

禁忌症・禁忌薬
妊婦・妊娠の可能性のある婦人，低出生体重児，新生児，G-6-PD欠乏患者，（血液障害，アレルギー症状を起こしやすい体質の患者）

主な副作用
[比較的まれだが重大なもの] 再生不良性貧血，巨赤芽球性貧血，メトヘモグロビン血症，血小板減少症，無顆粒球症，溶血性貧血，汎血球減少，血栓性血小板減少性紫斑病（TTP），溶血性尿毒症症候群（HUS），アナフィラキシー，ショック，皮膚粘膜眼症候群（SJS），中毒性表皮壊死融解症（TEN），薬剤性過敏症症候群，急性膵炎，偽膜性大腸炎等の血便を伴う重篤な大腸炎，重度の肝障害，急性腎不全，間質性腎炎，無菌性髄膜炎，末梢神経炎，間質性肺炎，PIE症候群，低血糖発作，高カリウム血症，低ナトリウム血症，横紋筋融解症
[比較的よく見られるもの] 血小板減少，AST（GOT）・ALT（GPT）・Al-P上昇，発疹，掻痒感，頭痛，顆粒球減少，悪心，嘔吐，腎機能障害など

ニトロイミダゾール系薬

38 メトロニダゾール　MNZ

メトロニダゾール／Metronidazole

フラジール（内服錠）　シオノギ (1961年)
アネメトロ（点滴静注液）　ファイザー (2014年)

 250mg
 500mg

嫌気性菌感染症，クロストリジウム・ディフィシルによる腸炎に使用

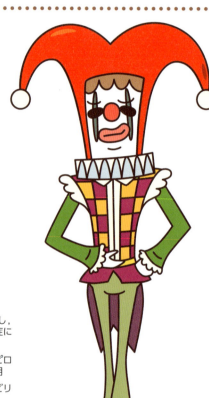

- 原虫に対しても活性を有し，アメーバ赤痢などの原虫症にも使用
- 経口剤はヘリコバクタ・ピロリ感染の二次除菌にも使用
- 経口剤のバイオアベイラビリティは約100％
- 分子量が小さい

作用機序	PK/PD	タンパク結合率	分布容積	代謝/排泄	消失半減期	分子量
DNA障害	−	小	中	肝	長	小

[同系の薬剤] 該当なし

[主な適応症] 敗血症, 細菌性髄膜炎, 肺炎 ➡ p.160, 腸管感染症 ➡ p.162, 腹腔内感染症 ➡ p.164, 性感染症 ➡ p.168, 婦人科感染症 ➡ p.170, 手術部位感染症 ➡ p.174, 骨髄炎・関節炎, 皮膚軟部組織感染症

[適応菌] (一部省略あり)

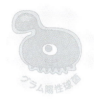
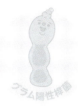
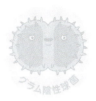
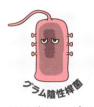

ヘリコバクター・ピロリ

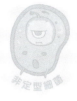

ペプトストレプトコッカス属, バクテロイデス属, プレボテラ属, クロストリジウム属, ポルフィロモナス属, フソバクテリウム属, ユーバクテリウム属

原虫（膣トリコモナス, アメーバ赤痢, ランブル鞭毛虫）

一般的投与方法

 [成人] ①嫌気性菌感染症, ②感染性腸炎, ③ヘリコバクター・ピロリ感染症
① 500mg, 1日3〜4回
② 250mg, 1日4回, または500mg, 1日3回, 10〜14日間
③ (AMPC, PPIとの併用) 250mg, 1日2回, 7日間

 [成人]
500mg, 1日3回
(最大1日4回)
点滴静注 (20分以上かけて)

[禁忌症・禁忌薬]
脳, 脊髄に器質的疾患, 妊娠3か月まで

[主な副作用]
[比較的まれだが重大なもの] 末梢神経障害, 中枢神経障害, 無菌性髄膜炎, 中毒性表皮壊死融解症 (TEN), 皮膚粘膜眼症候群 (SJS), 急性膵炎, 白血球減少, 好中球減少, 出血性大腸炎
[比較的よく見られるもの] 発熱, 発疹, 悪心, 嘔吐, 下痢, 腹痛, AST(GOT)・ALT(GPT)・γ-GTP上昇, 咳嗽, 心房細動, 洞性頻脈, 味覚異常, 着色尿など

抗結核薬

39 イソニアジド INH

イソニアジド／Isoniazid

イスコチン（錠, 原末, 注）　　　　第一三共（1986年）
ヒドラ（錠）　　　　　　　　　　　大塚（1985年）

錠 100mg
散 原末

注 100mg

結核治療の中心的な標準治療薬

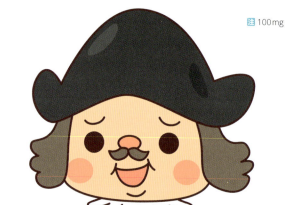

- 結核菌に対して殺菌的な作用
- 肝障害，末梢神経障害を生じることがある
- 分子量が小さい

 細胞壁合成阻害 / 作用機序
 一 / PK/PD
 小 / タンパク結合率
 中 / 分布容積
 肝 / 代謝/排泄
 短 / 消失半減期
小 / 分子量

| 同系の薬剤 | 該当なし |
| 主な適応症 | 結核 ➡ p.182 |
| 適応菌 |

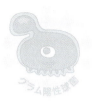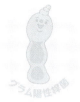
グラム陽性球菌　グラム陽性桿菌　グラム陰性球菌　グラム陰性桿菌

嫌気性菌　非定型菌　抗酸菌
　　　　　　　　　　結核菌

一般的投与方法

 1日　[成人]
200～500mg（4～10mg/kg），
1～3回に分割，毎日または週2日
（最大1,000mg）

 1日　[小児]（13歳未満）
最大20mg/kg

 1日　[成人]
200～500mg（4～10mg/kg） 静注 筋注
50～200mg 髄腔内 胸腔内 局所分注

 臓器障害患者 ○ －　 妊娠授乳 △ △　 溶解液 －

禁忌症・禁忌薬
重篤な肝障害

主な副作用
[比較的まれだが重大なもの] 劇症肝炎等の重篤な肝障害，中毒性表皮壊死融解症（TEN），皮膚粘膜眼症候群（SJS），紅皮症（剥脱性皮膚炎），薬剤性過敏症症候群，SLE様症状，間質性肺炎，腎不全，間質性腎炎，ネフローゼ症候群，無顆粒球症，血小板減少，痙攣，視神経炎，視神経萎縮，末梢神経炎

[比較的よく見られるもの] 出血傾向，頭痛，めまい，悪心・嘔吐，腹痛，便秘，AST（GOT）・ALT（GPT）上昇　など

抗結核薬

40 リファンピシン RFP

リファンピシン／Rifampicin

リファジン（カプセル）　　　　　　　　　第一三共（1971年）

150mg

結核治療の中心的な標準治療薬

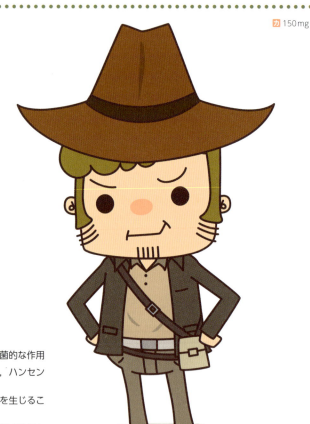

- 結核菌に対して殺菌的な作用
- 非結核性抗酸菌症，ハンセン病にも有効
- 肝障害，血液障害を生じることがある
- 汗，唾液，涙が着色することがある

		タンパク結合率				
RNA合成阻害	—	大	大	肝	中	中
作用機序	PK/PD	タンパク結合率	分布容積	代謝/排泄	消失半減期	分子量

[同系の薬剤] 該当なし
[主な適応症] 感染性心内膜炎 ➡ p.154, 結核 ➡ p.182
[適応菌]

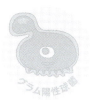
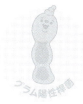

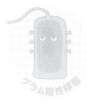

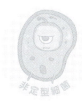

マイコバクテリウム属

[一般的投与方法]*

[成人] 肺結核及びその他の結核症
450mg, 1日1回
（併用薬のある場合, 週2日投与も可）
朝食前（空腹時）

        —

[禁忌症・禁忌薬]
胆道閉塞症又は重篤な肝障害のある患者, タダラフィル（アドシルカ）, マシテンタン, チカグレロル, ボリコナゾール, HIV感染症治療薬（添付文書参照）, テラプレビル, シメプレビル, ダクラタスビル, アスナプレビル, バニプレビル, ソホスブビル, レジパスビル・ソホスブビル, オムビタスビル・パリタプレビル・リトナビル, エルバスビル, グラゾプレビル, プラジカンテル

[主な副作用]
[比較的まれだが重大なもの] 劇症肝炎等の重篤な肝障害, ショック, アナフィラキシー, 腎不全, 間質性腎炎, ネフローゼ症候群, 溶血性貧血, 無顆粒球症, 血小板減少, 偽膜性大腸炎等の血便を伴う重篤な大腸炎, 中毒性表皮壊死融解症（TEN）, 皮膚粘膜眼症候群（SJS）, 扁平苔癬型皮疹, 天疱瘡様及び類天疱瘡様皮疹, 紅皮症（剥脱性皮膚炎）, 間質性肺炎
[比較的よく見られるもの] 食欲不振, 悪心, 嘔吐, 胃痛, 下痢, 胃不快感, 発疹, 黄疸, AST（GOT）・ALT（GPT）上昇, 顆粒球減少, 出血傾向, 不眠, めまい, 全身倦怠など

* MAC症を含む非結核性抗酸菌症:[成人] 1回450mg, 1日1回（最大1日600mg）,
　ハンセン病:[成人] 1回600mg, 1〜2回/月, または1回450mg, 1日1回（毎日）

抗結核薬

41 ピラジナミド PZA

ピラジナミド／Pyrazinamide

ピラマイド（原末）　　　　　　　　　　　第一三共（1984年）

原末

結核治療の標準治療薬

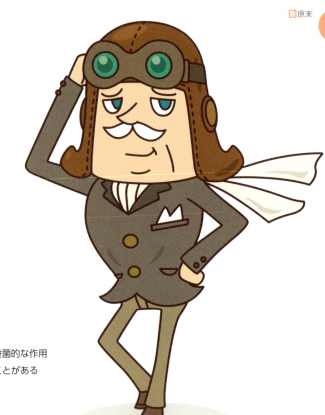

- 結核菌に対して殺菌的な作用
- 肝障害を生じることがある
- 分子量が小さい

細胞壁合成阻害	−	小	大	肝	長	小
作用機序	PK/PD	タンパク結合率	分布容積	代謝/排泄	消失半減期	分子量

同系の薬剤 該当なし

主な適応症 結核 ⇒ p.182

適応菌

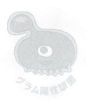

結核菌

一般的投与方法

 [成人]
1.5〜2.0g，1〜3回に分割

       —

禁忌症・禁忌薬
肝障害

主な副作用
[比較的まれだが重大なもの] 重篤な肝障害，間質性腎炎
[比較的よく見られるもの] 尿酸値上昇，好酸球増多，発疹，頭痛，悪心・嘔吐，色素沈着など

抗結核薬

42 エタンブトール

エタンブトール塩酸塩／Ethambutol Hydrochloride

エサンブトール（錠）
エブトール（錠）

サンド（1966年）
科研（1966年）

錠 125mg, 250mg

結核治療の標準治療薬として殺菌的な薬と併用

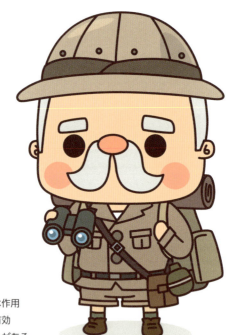

・結核菌に対して静菌的な作用
・非結核性抗酸菌症にも有効
・視神経障害を生じることがある

核酸合成阻害	－	小	大	腎	中	小
作用機序	PK/PD	タンパク結合率	分布容積	代謝/排泄	消失半減期	分子量

[同系の薬剤] ストレプトマイシン（硫酸ストレプトマイシン）
[主な適応症] 結核 ⇒ p.182
[適応菌]

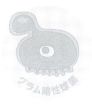
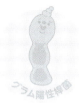

マイコバクテリウム属

一般的投与方法*

[成人] 肺結核及びその他の結核症
0.75〜1g，1〜2回に分割

       －

[禁忌症・禁忌薬]
該当なし

[主な副作用]
[比較的まれだが重大なもの] 視力障害，重篤な肝障害，ショック，アナフィラキシー，間質性肺炎，好酸球性肺炎，中毒性表皮壊死融解症（TEN），皮膚粘膜眼症候群（SJS），紅皮症（剥脱性皮膚炎），血小板減少
[比較的よく見られるもの] 発疹，四肢のしびれ感，白血球減少，好中球減少，好酸球増多，AST（GOT）・ALT（GPT）の上昇，食欲不振，悪心，嘔吐，めまい感，倦怠感など

* MAC症を含む非結核性抗酸菌症：[成人] 1回0.5〜0.75g，1日1回

ポリエンマクロライド系薬（抗真菌薬）

43 リポソーマルアムホテリシンB

L-AMB

アムホテリシンBリポソーム製剤／Liposomal Amphotericin B

アムビゾーム（点滴静注用）　　　　　大日本住友（2006年）

注 50mg

最も幅広い抗真菌スペクトル，副作用も多い

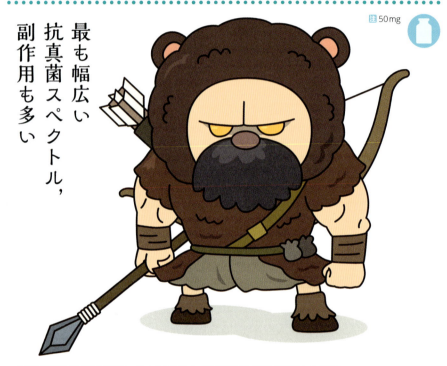

- 腎障害を軽減化する目的で，アムホテリシンBを脂質分子膜中に封入した製剤
- 患部への移行性が良好
- 腎障害，低カリウム血症，発熱などの副作用に注意

作用機序	PK/PD	タンパク結合率	分布容積	代謝/排泄	消失半減期	分子量
エルゴステロール生合成阻害	−	大	大	肝	長	中

同系の薬剤 アムホテリシンB（ファンギゾン）

主な適応症 敗血症 → p.152, 発熱性好中球減少症, 深在性真菌症 → p.184

適応菌 （一部省略あり）

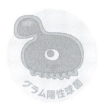
グラム陽性球菌

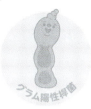
グラム陽性桿菌

グラム陰性球菌

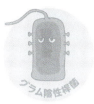
グラム陰性桿菌

嫌気性菌

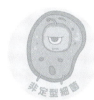
非定型細菌

真菌

アスペルギルス属，カンジダ属，クリプトコッカス属，ムーコル属，アプシジア属，リゾプス属，リゾムーコル属，クラドスポリウム属，クラドヒアロホーラ属，ホンセカエア属，ヒアロホーラ属，エクソフィアラ属，コクシジオイデス属，ヒストプラズマ属，ブラストミセス属

一般的投与方法

1回

[成人] ①真菌血症, 呼吸器真菌症, 真菌髄膜炎, 播種性真菌症, ②真菌感染が疑われる発熱性好中球減少症
① 2.5mg/kg, 1日1回（最大1回5mg/kg, クリプトコッカス髄膜炎：最大1回6mg/kg）
② 2.5mg/kg, 1日1回
点滴静注（1〜2時間以上かけて）

   臓器障害患者 ○ ○   妊娠授乳 △ ○   注射用水で溶解してから希釈 点滴静注 5%ブドウ糖液

禁忌症・禁忌薬
白血球輸注

主な副作用
[比較的まれだが重大なもの] ショック, アナフィラキシー様症状, 投与時関連反応, 腎不全, 中毒性ネフロパシー等の重篤な腎障害, 肝不全, 黄疸, 高ビリルビン血症等の重篤な肝機能障害, 低カリウム血症, 横紋筋融解症, 無顆粒球症, 白血球減少, 血小板減少, 心停止, 心不全, 不整脈, 敗血症, 肺炎等の重篤な感染症, 痙攣, 意識障害等の中枢神経症状

[比較的よく見られるもの] 発疹, 発熱, 悪寒, 潮紅, BUN上昇, 血中クレアチニン上昇, 食欲不振, 悪心, 嘔吐, 腹部膨満, 下痢, 軟便, 肝機能障害, 低カリウム血症・低マグネシウム血症など

トリアゾール系薬（抗真菌薬）

44 ホスフルコナゾール　F-FLCZ

ホスフルコナゾール／Fosfluconazole

プロジフ（静注液）　　　ファイザー（2003年）

注 100mg, 200mg, 400mg

カンジダ属，クリプトコッカス属に対して強い抗真菌作用

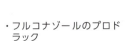

- フルコナゾールのプロドラッグ
- 抗真菌スペクトルは狭く，アスペルギルス属，ムーコル属には無効
- 組織移行性は良好
- 溶解性が高く，ボーラス投与が可能

 作用機序：エルゴステロール生合成阻害
 PK/PD
 タンパク結合率：小
 分布容積：大
 代謝/排泄：腎
 消失半減期：長
 分子量：小

同系の薬剤 ボリコナゾール(ブイフェンド), フルコナゾール(ジフルカン), イトラコナゾール(イトリゾール), ミコナゾール(フロリード)

主な適応症 深在性真菌症 ➡ p.184

適応菌

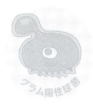
グラム陽性球菌

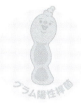
グラム陽性桿菌

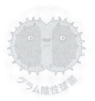
グラム陰性球菌

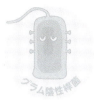
グラム陰性桿菌

嫌気性菌

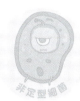
非定型細菌

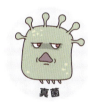
真菌
カンジダ属, クリプトコッカス属

一般的投与方法

[成人] ①カンジダ症, ②クリプトコッカス症
① 初日, 2日目:100〜200mg, 1日1回, 以降:50〜100mg, 1日1回
② 初日, 2日目:100〜400mg, 1日1回, 以降:50〜200mg, 1日1回
(最大 初日, 2日目:800mg, 以降400mg) 静注(10mL/分を超えない速度)

臓器障害患者 △ ○ 妊娠授乳 ✕ ○ 溶解液 −

禁忌症・禁忌薬
妊婦・妊娠の可能性のある患者, トリアゾラム, エルゴタミン製剤, キニジン, ピモジド

主な副作用
[比較的まれだが重大なもの] ショック, アナフィラキシー, 中毒性表皮壊死融解症(TEN), 皮膚粘膜眼症候群(SJS), 血液障害, 急性腎不全, 肝障害, 意識障害, 痙攣, 高カリウム血症, 心室頻拍, QT延長, 不整脈, 間質性肺炎, 偽膜性腸炎
[比較的よく見られるもの] 発疹, BUN上昇, ALT(GPT)・AST(GOT)・Al-P上昇, 下痢, 嘔気, 嘔吐, 浮動性めまいなど

アゾール系薬（抗真菌薬）

45 ボリコナゾール　VRCZ

ボリコナゾール／Voriconazole

ブイフェンド（錠, ドライシロップ, 静注用）　ファイザー（2005年）

錠 50mg, 200mg
ド 2,800mg/瓶
注 200mg

幅広い抗真菌スペクトル，経口での消化管吸収が良好

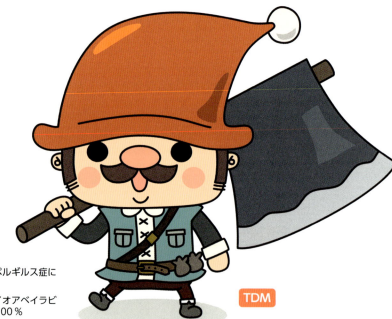

- 侵襲性アスペルギルス症には第一選択
- 経口剤のバイオアベイラビリティは約100％
- 臓器移行性が良い
- 適正使用のためにTDMを実施

作用機序	PK/PD	タンパク結合率	分布容積	代謝/排泄	消失半減期	分子量
エルゴステロール生合成阻害	AUC/MIC	小	大	肝	長	小

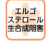

| 同系の薬剤 | ● イトラコナゾール（イトリゾール），フルコナゾール（ジフルカン）
● ホスフルコナゾール（プロジフ），フルコナゾール（ジフルカン），イトラコナゾール（イトリゾール），ミコナゾール（フロリード） |

| 主な適応症 | 敗血症，腹腔内感染症，**深在性真菌症** ➡ p.184 |

| 適応菌 |

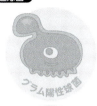 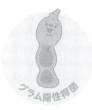 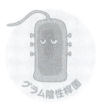

アスペルギルス属，カンジダ属，クリプトコッカス属，
フサリウム属，スケドスポリウム属

一般的投与方法

[成人] 体重40kg以上
初日：300mg（最大400mg），1日2回
以降：150mgまたは200mg（最大300mg），1日2回，食間

[小児] 2歳以上12歳未満および12歳以上で体重50kg未満
注射剤投与後，9mg/kg，1日2回（最大350mg，1日2回）

[成人]
初日：6mg/kg，1日2回
以降：3mg/kgまたは4mg/kg，1日2回
点滴静注

[小児] 2歳以上12歳未満および12歳以上で体重50kg未満
初日：9mg/kg，1日2回
以降：8mg/kgを1日2回
点滴静注

| 臓器障害患者 | 〇 △ | 妊娠授乳 | × △ | 溶解液 点滴静注 注射用水で溶解してから希釈 生理食塩液 |

禁忌症・禁忌薬
妊婦・妊娠の可能性のある患者，リファンピシン，リファブチン，エファビレンツ，リトナビル，カルバマゼピン，長時間作用型バルビツール酸誘導体，ピモジド，キニジン，麦角アルカロイド（エルゴタミン含有製剤），トリアゾラム

主な副作用
[比較的まれだが重大なもの] ショック，アナフィラキシー，中毒性表皮壊死融解症（TEN），皮膚粘膜眼症候群（SJS），多形紅斑，肝障害，心室頻拍，心電図QT延長，心室細動，不整脈，完全房室ブロック，心不全，腎障害，呼吸窮迫症候群，ギラン・バレー症候群，血液障害，偽膜性腸炎，横紋筋融解症，間質性肺炎，低血糖，意識障害，痙攣
[比較的よく見られるもの] 肝機能異常，肝障害，羞明，視覚障害，γ-GTP増加，Al-P増加，幻覚，腎障害，発疹，視覚障害，AST(GOT)・ALT(GPT)上昇，霧視，色覚異常，頭痛，不眠症，食欲不振，悪心・嘔吐など

キャンディン系薬（抗真菌薬）

46 ミカファンギン

ミカファンギンナトリウム／Micafungin Sodium

MCFG

ファンガード（点滴用）　　　　　　　　　　　アステラス（2002年）

25 mg, 50 mg, 75 mg

アスペルギルス属，カンジダ属にのみに有効

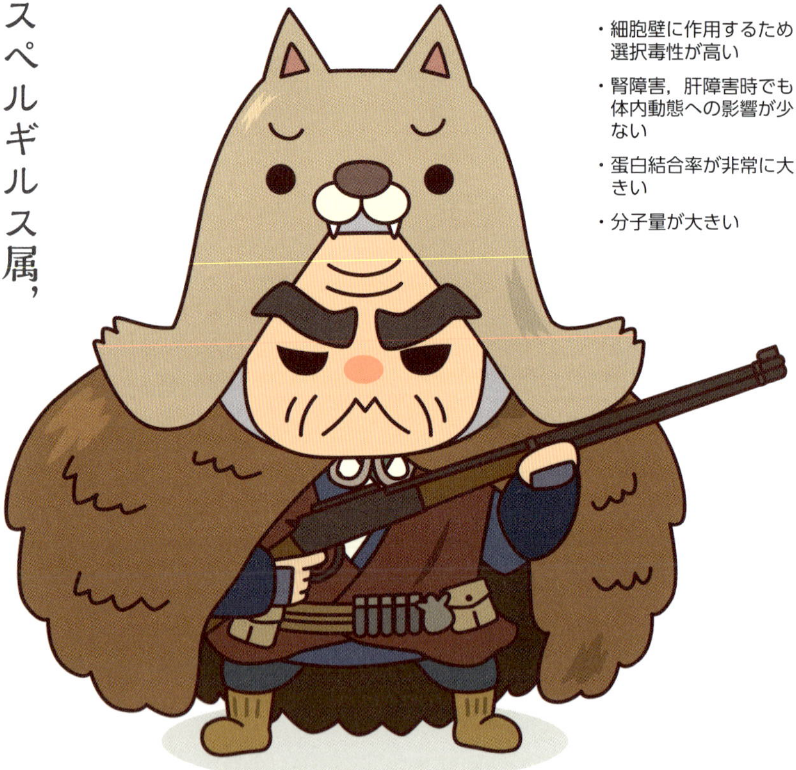

- 細胞壁に作用するため選択毒性が高い
- 腎障害，肝障害時でも体内動態への影響が少ない
- 蛋白結合率が非常に大きい
- 分子量が大きい

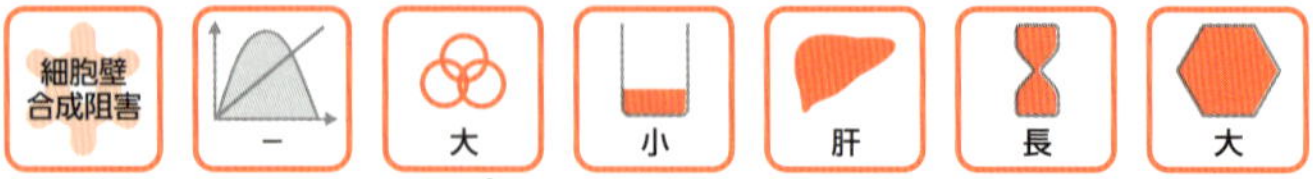

作用機序	PK/PD	タンパク結合率	分布容積	代謝/排泄	消失半減期	分子量
細胞壁合成阻害	—	大	小	肝	長	大

[同系の薬剤] カスポファンギン（カンサイダス）
[主な適応症] 敗血症 ➡ p.152, 深在性真菌症 ➡ p.184
[適応菌]

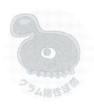
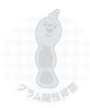

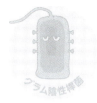

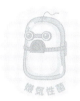
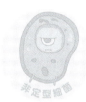
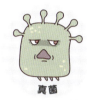

真菌
アスペルギルス属，カンジダ属

一般的投与方法

1回

[成人] ①アスペルギルス症，②カンジダ症
① 50～150mg，1日1回
（最大300mg）
② 50mg，1日1回（最大300mg）
点滴静注（75mg以下：30分以上かけて
75mg超：1時間以上かけて）

[小児] ①アスペルギルス症，②カンジダ症
① 1～3mg/kg，1日1回
（最大6mg/kg）
② 1mg/kg，1日1回
（最大6mg/kg）
点滴静注（1時間以上かけて）

  臓器障害患者 ○ ○ 妊娠授乳 △ △  点滴静注 溶解液 生理食塩液，ブドウ糖注射液，補液

[禁忌症・禁忌薬]
該当なし

[主な副作用]
[比較的まれだが重大なもの] 血液障害，ショック，アナフィラキシー，肝機能障害，黄疸，急性腎不全，中毒性表皮壊死融解症（TEN），皮膚粘膜眼症候群（SJS），多形紅斑
[比較的よく見られるもの] 好酸球増加，発疹，動悸，下痢，軟便，悪寒，頭痛，AST（GOT）・ALT（GPT）・Al-P上昇，γ-GTP上昇，BUN上昇，クレアチニン上昇，関節炎，血管痛，静脈炎など

その他（抗真菌薬）

47 ペンタミジン　PM

ペンタミジンイセチオン酸塩／Pentamidine Isetionate

ベナンバックス（注用）　　サノフィ（2009年）

注 300mg

ニューモシスチス・カリニ（イロヴェチ）に有効

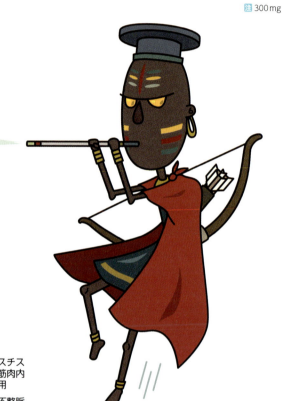

- カリニ肺炎（ニューモシスチス肺炎）の治療に静脈内・筋肉内投与，吸入投与として使用
- 重篤な低血圧，低血糖，不整脈に注意

作用機序: グルコース代謝・タンパク合成阻害

PK/PD: —

タンパク結合率: 小

分布容積: 大

代謝/排泄: 肝

消失半減期: 長

分子量: 中

同系の薬剤 該当なし

主な適応症 肺炎 ➡ p.160

適応菌

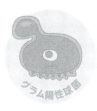
グラム陽性球菌

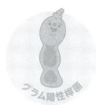
グラム陽性桿菌

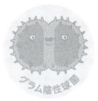
グラム陰性球菌

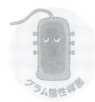
グラム陰性桿菌

嫌気性菌

非定型細菌

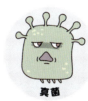
真菌
ニューモシスチス・カリニ
（ニューモシスチス・
イロヴェチ）

一般的投与方法

［成人］
4mg/kg，1日1回
点滴静注（1〜2時間かけて）
筋注

［成人］
300〜600mg，1日1回
吸入（30分間かけて，ネブライザー使用）

 臓器障害患者　 △　 ○　 妊娠授乳　 ×　×

 溶解液　注射用水で溶解してから希釈
点滴静注　ブドウ糖注射液または生理食塩液
筋注　吸入　注射用水

禁忌症・禁忌薬
重症喚起障害患者への吸入，ザルシタビン，ホスカルネットナトリウム，アミオダロン（注射剤）

主な副作用
［比較的まれだが重大なもの］ショック・アナフィラキシー，皮膚粘膜眼症候群（SJS），錯乱・幻覚，急性腎不全，低血圧，QT延長，心室性不整脈，高度徐脈，低血糖，高血糖，糖尿病，膵炎
［比較的よく見られるもの］悪心，嘔吐，BUN上昇，腎機能障害，低血糖，肝機能障害，ALT(GPT)・AST(GOT)上昇，クレアチニン上昇，Al-P上昇，高カリウム血症，白血球減少など

抗ヘルペスウイルス薬

48 バラシクロビル

VACV

バラシクロビル塩酸塩／Valaciclovir Hydrochloride

バルトレックス（錠, 顆粒）　　GSK（2000年）

錠 500mg
顆 500mg/g

単純ヘルペスウイルス，水痘・帯状疱疹ウイルスに有効，アシクロビルのプロドラッグ

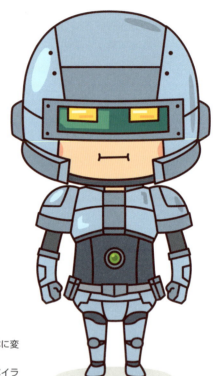

- 肝で加水分解され，活性体に変化し，効果を発現
- アシクロビルよりバイオアベイラビリティが高く，高い血中濃度を維持

作用機序	PK/PD	タンパク結合率	分布容積	代謝/排泄	消失半減期	分子量
DNA合成阻害	—	小	中	中間	中	小

同系の薬剤 アシクロビル（ゾビラックス），ファムシクロビル（ファムビル）

主な適応症 **性感染症**（性器ヘルペス）➡ p.168，単純ヘルペスウイルス感染症，水痘・帯状疱疹ウイルス感染症

適応菌

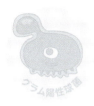
グラム陽性球菌

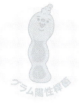
グラム陽性桿菌

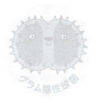
グラム陰性球菌

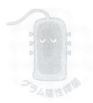
グラム陰性桿菌

嫌気性菌

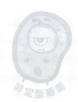
非定型細菌

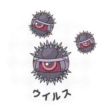
ウイルス
単純ヘルペスウイルス，水痘・帯状疱疹ウイルス

一般的投与方法

[成人] ①単純疱疹，②帯状疱疹，水痘
① 500 mg，1日2回
② 1,000 mg，1日3回

[小児] ①単純疱疹，②帯状疱疹，水痘
① 体重10kg未満：25mg/kg，1日3回
体重10kg以上：25mg/kg，1日2回（最大500mg）
② 25mg/kg，1日3回（最大1000mg）

臓器障害患者 △ ○　妊娠授乳 ○ ○　溶解液 －

禁忌症・禁忌薬
該当なし

主な副作用
[比較的まれだが重大なもの] アナフィラキシーショック，汎血球減少，無顆粒球症，血小板減少，播種性血管内凝固症候群（DIC），血小板減少性紫斑病，急性腎不全，精神神経症状，中毒性表皮壊死融解症（TEN），皮膚粘膜眼症候群（SJS），呼吸抑制，無呼吸，間質性肺炎，肝炎，肝機能障害，黄疸，急性膵炎
[比較的よく見られるもの] 発疹，蕁麻疹，頭痛，眠気などの意識低下，肝機能検査値悪化，BUN・クレアチニン上昇，嘔気など

49 オセルタミビル

抗インフルエンザウイルス薬

オセルタミビルリン酸塩／Oseltamivir Phosphate

タミフル（カプセル，ドライシロップ） 中外（2000年）

カ 75mg
ド 30mg/g

世界初の経口抗インフルエンザ薬，A型・B型インフルエンザの治療・予防

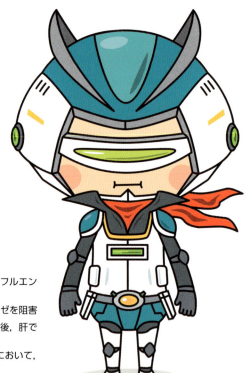

- 最も汎用されている抗インフルエンザ薬
- ウイルスのノイラミニダーゼを阻害
- プロドラッグ，吸収された後，肝で活性体に変換
- 10歳以上の未成年の患者において，転落などの事故の報告あり
- 保険給付は治療のみ

作用機序	PK/PD	タンパク結合率	分布容積	代謝/排泄	消失半減期	分子量
ノイラミニダーゼ阻害	—	小	中	腎	中	小

同系の薬剤 ザナミビル（リレンザ），ラニナミビル（イナビル）

主な適応症 インフルエンザ ➡ p.186

適応菌

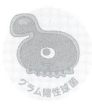
グラム陽性球菌

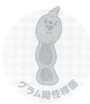
グラム陽性桿菌

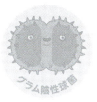
グラム陰性球菌

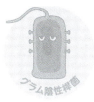
グラム陰性桿菌

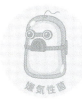
嫌気性菌

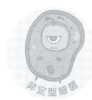
非定型細菌

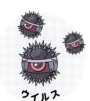
ウイルス
A型・B型
インフルエンザ

一般的投与方法

 [成人]
治療：75mg，1日2回，5日間
予防：75mg，1日1回，7〜10日間

 [小児]
治療：2mg/kg，1日2回，5日間
　　　（最大75mg）
予防：2mg/kg，1日1回，10日間
　　　（最大75mg）

  　 　 ー

禁忌症・禁忌薬
該当なし

主な副作用
[比較的まれだが重大なもの] ショック，アナフィラキシー，肺炎，劇症肝炎，肝機能障害，黄疸，中毒性表皮壊死融解症（TEN），皮膚粘膜眼症候群（SJS），急性腎不全，白血球減少，血小板減少，出血性大腸炎，虚血性大腸炎

[比較的よく見られるもの] 腹痛，下痢，悪心，発疹，めまい，頭痛，不眠症，振戦悪夢など

抗インフルエンザウイルス薬

50 ザナミビル

ザナミビル水和物／Zanamivir Hydrate

リレンザ

GSK（1999年）

5mg

吸入用抗インフルエンザ薬，A型・B型インフルエンザの治療・予防

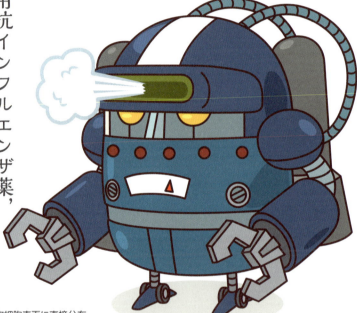

- 気道粘膜を上皮細胞表面に直接分布して効果を発現
- ウイルスのノイラミニダーゼを阻害
- 保険給付は治療のみ

ノイラミニダーゼ阻害	—	小	小	腎	中	小
作用機序	PK/PD	タンパク結合率	分布容積	代謝/排泄	消失半減期	分子量

| 同系の薬剤 | オセルタミビル(タミフル), ラニナミビル(イナビル) |
| 主な適応症 | インフルエンザ ➡ p.186 |

適応菌

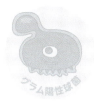
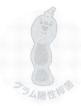
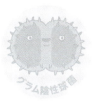
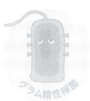

ウイルス
A型・B型
インフルエンザ

一般的投与方法

[成人]
1回 吸入
治療:10mg, 1日2回, 5日間
予防:10mg, 1日1回, 10日間

[小児]
1回 吸入
治療:成人と同様
予防:成人と同様

  臓器障害患者 ○ ○　 妊娠授乳 △ ○　 溶解液 −

禁忌症・禁忌薬
該当なし

主な副作用
[比較的まれだが重大なもの] ショック, アナフィラキシー, 気管支痙攣, 呼吸困難, 中毒性表皮壊死融解症 (TEN), 皮膚粘膜眼症候群 (SJS), 多形紅斑
[比較的よく見られるもの] 下痢, 発疹, 悪心・嘔吐, 嗅覚障害

抗インフルエンザウイルス薬

51 ラニナミビル

ラニナミビルオクタン酸エステル水和物／Laninamivir Octanoate Hydrate

イナビル（吸入粉末剤）　　　　　　　　　　　　　第一三共 (2010年)

20mg

単回投与の吸入用抗インフルエンザ薬，A型・B型インフルエンザの治療・予防

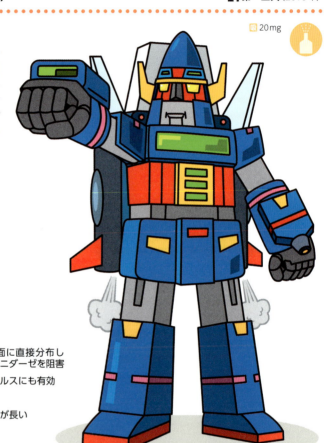

- 気道粘膜の上皮細胞表面に直接分布して，ウイルスのノイラミニダーゼを阻害
- オセルタミビル耐性ウイルスにも有効
- 薬剤の充填が不要
- プロドラッグで，半減期が長い
- 保険給付は治療のみ

作用機序	PK/PD	タンパク結合率	分布容積	代謝/排泄	消失半減期	分子量
ノイラミニダーゼ阻害	−	小	大	腎	長	小

| 同系の薬剤 | オセルタミビル(タミフル), ザナミビル(リレンザ) |

| 主な適応症 | インフルエンザ ⇒ p.186 |

| 適応菌 |

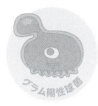
グラム陽性球菌

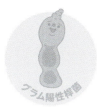
グラム陽性桿菌

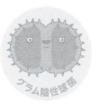
グラム陰性球菌

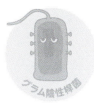
グラム陰性桿菌

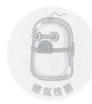
嫌気性菌

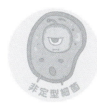
非定型細菌

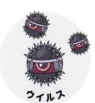
ウイルス
A型・B型
インフルエンザ

一般的投与方法

[成人]
1回
治療：40mg（2容器），単回
予防：40mg（2容器），単回，
　　　または20mg（1容器），
　　　1日1回，2日間
吸入

[小児]
1回
治療：10歳以上 成人と同様
　　　10歳未満 20mg（1容器），単回
予防：10歳以上 成人と同様
　　　10歳未満 20mg（1容器），単回
吸入

臓器障害患者 ○ ○ 妊娠授乳 △   溶解液 －

| 禁忌症・禁忌薬 |
該当なし

| 主な副作用 |
[比較的まれだが重大なもの] ショック，アナフィラキシー，気管支攣縮，呼吸困難
[比較的よく見られるもの] 下痢，悪心，ALT（GPT）上昇，頭痛，めまい，蕁麻疹など

52 ペラミビル

抗インフルエンザウイルス薬

ペラミビル水和物／Peramivir Hydrate

ラピアクタ（点滴静注液バイアル，点滴静注液バッグ） シオノギ（2010年）

注 150mg, 300mg

注射用抗インフルエンザ薬，A型・B型インフルエンザの治療

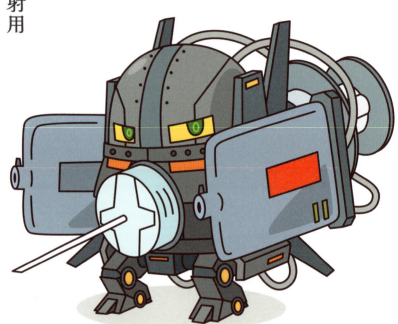

- 通常，1日1回，単回点滴静注で効果発現
- 内服，吸入が困難な患者へも投与可能
- 長時間にわたってウイルスのノイラミニダーゼ活性を阻害

作用機序	PK/PD	タンパク結合率	分布容積	代謝/排泄	消失半減期	分子量
ノイラミニダーゼ阻害	—	小	小	腎	長	小

[同系の薬剤] 該当なし

[主な適応症] **インフルエンザ** → p.186

[適応菌]

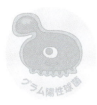
グラム陽性球菌

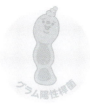
グラム陽性桿菌

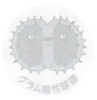
グラム陰性球菌

グラム陰性桿菌

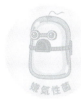
嫌気性菌

非定型細菌

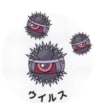
ウイルス
A型・B型
インフルエンザ

一般的投与方法

[成人]
1回 300mg（最大600mg），単回（症状に応じ連日反復）
点滴静注（15分以上かけて）

[小児]
1回 10mg/kg（最大600mg），単回（症状に応じ連日反復）
点滴静注（15分以上かけて）

 臓器障害患者 △ ○　 妊娠授乳 △ △　 溶解液　点滴静注　生理食塩液，5％ブドウ糖など

[禁忌症・禁忌薬]
該当なし

[主な副作用]
[比較的まれだが重大なもの] ショック，アナフィラキシー，白血球減少，好中球減少，肝機能障害，黄疸，急性腎不全
[比較的よく見られるもの] 下痢，悪心，嘔吐，好中球減少，リンパ球増加，AST(GOT)・ALT(GPT)上昇，タンパク尿など

●「適応症」「適応菌種」と「適応外使用」

　厚生労働省は，医薬品の製造・販売承認を行う際，その医薬品が使用できる疾患（症状）の範囲を定めます．この定められた疾患を「適応症」といいます．抗菌薬の場合，疾患だけでなく，どの菌種に使用できるかも定められ，これらを「適応菌種」といいます．抗菌薬の添付文書には，「効能又は効果」の項に，有効性が確かめられた疾患と菌種が記載されています．しかしながら，実際の現場では，この項に記載されていない疾患や菌種に対して，当該抗菌薬が投与される場合があります．また，患者さんから菌が検出されていない状況であっても，救命のために推定される原因菌から効果のある抗菌薬を先制攻撃的に使用せざるを得ない場合があります．こうした状況での使用を「適応外使用」といいます．国内外で実際に多くの患者さんに使用され，有効性，安全性に関して確かな治療データ（エビデンス）がある場合や，ガイドラインで推奨されている場合には，担当医師の判断（裁量）と責任で適応外使用が行われることがあります．

● 抗菌薬の投与期間

　抗菌薬をどれくらいの期間投与すれば良いかは，感染症や原因菌の種類，感染部位などによりおおよその目安があります．例えば，膀胱炎では3日，腎盂腎炎では14日，菌血症では10〜14日，心内膜炎では原因菌により14〜42日が，一般に推奨されています．しかし，これらの投与期間は，あくまでも免疫力のある患者さんの場合であり，重症度や免疫状態，使用する抗菌薬のPK/PDなど多くの要因によって変わります．漫然とした抗菌薬の長期投与は耐性菌の選択を招き，根拠のない短期投与は感染症の再発を招きます．抗菌薬の投与期間は，患者さんの状態や原因菌などを十分考慮して初回投与時に決定しておくことが重要です．

第3章

感染症別
抗菌薬の使い方

領域別に20の疾患を選び出し，よく使用される薬剤や併用薬などをキャラクターを用いてひと目でわかるように表しました．詳しくは本書の使い方（p.014）をご覧ください．

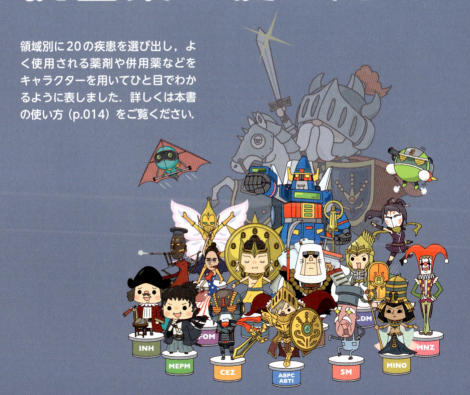

内科領域

敗血症

原因・症状

　敗血症は，感染に対して制御不能な生体反応に起因する，生命を脅かすような臓器障害です．非常に重篤な状態であり，無治療ではショック，播種性血管内凝固症候群（DIC），多臓器不全などから死に至ることもあります．傷口などから細菌が血液中に侵入して発症する菌血症とは区別されます．また，全身性炎症反応症候群（SIRS）と似ていますが，SIRSは感染によらない全身性炎症も含む概念であるため区別されます．

　悪寒，発熱，倦怠感，鈍痛，認識力の低下を示し，臓器障害や臓器灌流の異常，血圧低下，意識障害が出現します．DICを合併すると血栓が生じ，多臓器が障害（多臓器不全）され，血小板が消費されて出血傾向となります．

よく使われる薬

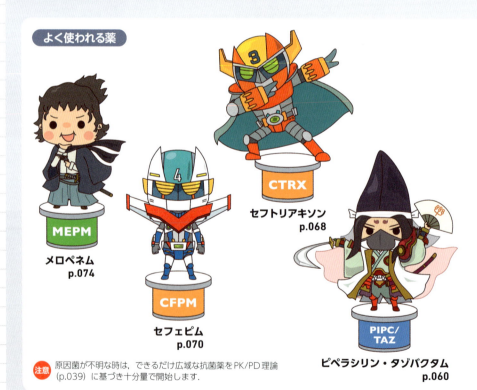

MEPM　メロペネム　p.074

CFPM　セフェピム　p.070

CTRX　セフトリアキソン　p.068

PIPC/TAZ　ピペラシリン・タゾバクタム　p.060

注意　原因菌が不明な時は，できるだけ広域な抗菌薬をPK/PD理論（p.039）に基づき十分量で開始します．

原因菌　黄色ブドウ球菌（MRSA，MSSA），大腸菌，肺炎桿菌，緑膿菌，エンテロバクター属，真菌など

グラム陽性球菌

グラム陽性桿菌

グラム陰性球菌

グラム陰性桿菌

嫌気性菌

非定型細菌

その他

ウイルス

真菌

※発端となる感染症によって異なります．

その他の薬

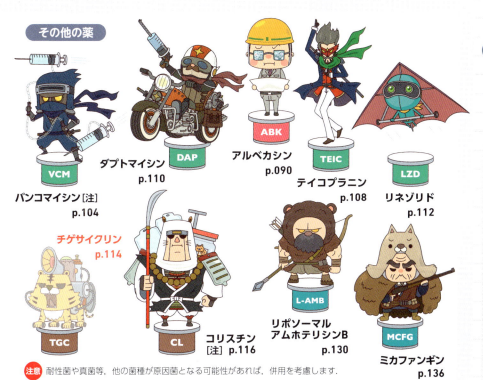

VCM
バンコマイシン[注]
p.104

DAP
ダプトマイシン
p.110

ABK
アルベカシン
p.090

TEIC
テイコプラニン
p.108

LZD
リネゾリド
p.112

TGC
チゲサイクリン
p.114

CL
コリスチン[注]
p.116

L-AMB
リポソーマル
アムホテリシンB
p.130

MCFG
ミカファンギン
p.136

注意　耐性菌や真菌等，他の菌種が原因菌となる可能性があれば，併用を考慮します．

内科領域

感染性心内膜炎

原因・症状

　感染性心内膜炎は，心臓の内側に細菌が感染し，心臓弁の穿孔などによる炎症性破壊と菌血症を起こす疾患です．特徴的な症状である発熱以外にも倦怠感，食欲不振，体重減少など非特異的な症状を呈するほか，心不全や感染性塞栓，腰椎などへの膿瘍形成という特異的な症状もあります．

　血液培養を実施し，原因菌を特定することが重要となります．治療効果を判定するために血液培養が陰性化するまで再検査を繰り返します．陰性化を認めない場合や疣腫が10mm以上の場合など，抗菌薬のみで治療困難な場合は手術を考慮します．

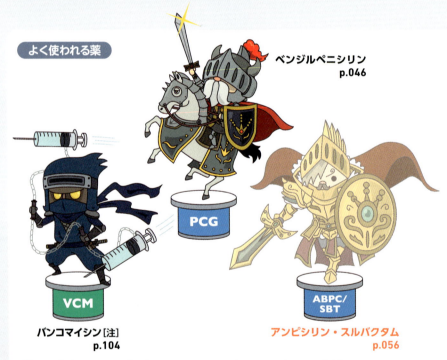

よく使われる薬

ベンジルペニシリン p.046 / PCG

バンコマイシン[注] p.104 / VCM

アンピシリン・スルバクタム p.056 / ABPC/SBT

注意　原因菌がMSSAであれば，バンコマイシンをセファゾリンとし，ペニシリン感受性のviridans streptococciであればベンジルペニシリン，腸球菌であればアンピシリンなど，原因菌に応じて推奨抗菌薬を選択し，推奨期間投与する．

原因菌　viridans streptococci，黄色ブドウ球菌，腸球菌など

グラム陽性球菌　グラム陽性桿菌　グラム陰性球菌　グラム陰性桿菌　嫌気性菌

非定型細菌　その他　ウイルス　真菌

※患者背景により異なります．

併用薬　その他の薬

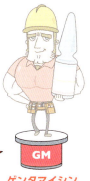

ゲンタマイシン
p.086

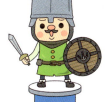

リファンピシン
p.124

セファゾリン
p.062

アンピシリン
p.048

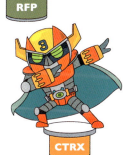
セフトリアキソン
p.068

注意　心臓弁が自己か人工かにより，併用薬として追加されることがありますが副作用には注意が必要です．

内科領域

細菌性髄膜炎

原因・症状

　細菌性髄膜炎は，細菌感染による中枢神経系の感染症で，化膿性髄膜炎ともよばれます．致死率が高く，救命できても重篤な後遺症を残すことがあり，特に小児においては侮れない感染症です．髄膜炎はくも膜，軟膜およびその両者に囲まれたくも膜下腔の炎症を示します．発熱，項部硬直，意識障害を主徴とし，嘔吐，傾眠，錯乱なども引き起こします．年齢や合併症と原因菌には関係があり，できるだけ早期に原因微生物を推定して，推定される原因微生物をカバーする初期の経験的治療を開始することが鍵となります．

よく使われる薬

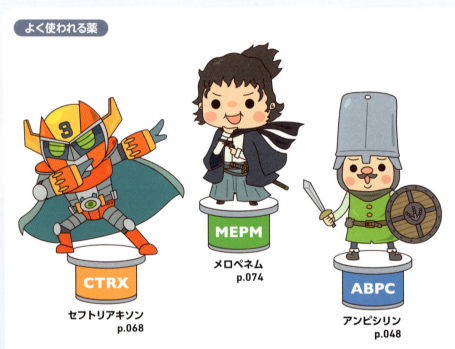

CTRX
セフトリアキソン
p.068

MEPM
メロペネム
p.074

ABPC
アンピシリン
p.048

注意　上記の抗菌薬にステロイドが併用されることがあります．その場合ステロイドは抗菌薬より先に投与する必要があります．

原因菌　インフルエンザ菌，髄膜炎菌，肺炎球菌

グラム陽性球菌　グラム陽性桿菌　グラム陰性球菌　グラム陰性桿菌　嫌気性菌

非定型細菌　その他　ウイルス　真菌

※年齢，基礎疾患によって異なります．

その他の薬・併用薬

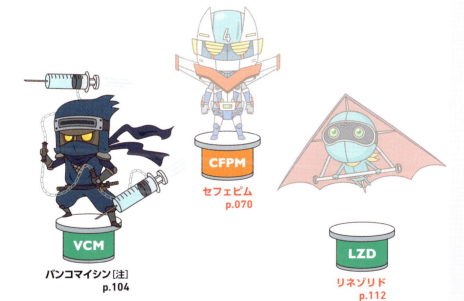

VCM
バンコマイシン[注]
p.104

CFPM
セフェピム
p.070

LZD
リネゾリド
p.112

内科領域

急性気道感染症

原因・症状

　急性気道感染症は，急性上気道感染症と急性下気道感染症を含む概念であり，一般的には「風邪」，「風邪症候群」，「感冒」などの言葉が用いられます．急性気道感染症の原因は，ほとんどがライノウイルスやコロナウイルスといったウイルスであるため，抗菌薬は不要です．しかし，A群β溶血性レンサ球菌（GAS）による急性咽頭炎やマイコプラズマやクラミドフィラ（クラミジア）による急性気管支炎に対しては抗菌薬が適用となります．

　安易な抗菌薬の乱用は，耐性菌を選択するため，GASの迅速抗原診断検査や細菌培養検査，症状と症候などからウイルス性を除外することが大切です．

よく使われる薬　A群β溶血性レンサ球菌の場合

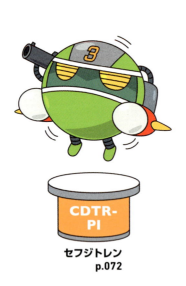

CDTR-PI
セフジトレン
p.072

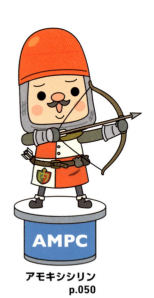

AMPC
アモキシシリン
p.050

注意 ウイルスが原因であれば抗菌薬は不要で，適正使用の観点から適切な診断に基づく抗菌薬の使用が推奨されています．

原因菌　ライノウイルス，コロナウイルス，A群β溶血性レンサ球菌

グラム陽性球菌

グラム陽性桿菌

グラム陰性球菌

グラム陰性桿菌

嫌気性菌

非定型細菌

その他

ウイルス

真菌

※ウイルスに対して抗菌薬は効果がありません．

その他の薬

CAM
クラリスロマイシン
p.092

AZM
アジスロマイシン
p.094

LVFX
レボフロキサシン
p.100

内科領域

肺炎（市中肺炎，医療・介護関連肺炎，院内肺炎）

> 原因・症状

　肺炎は，主に細菌やウイルスが肺に感染して炎症を起こす疾患です．発熱，咳嗽，喀痰，胸痛，呼吸困難，全身倦怠感などを呈しますが，高齢者では症状が顕著でない場合があります．起こった背景や要因により以下の3つに分類され，原因菌も異なります．

- **市中肺炎**：一般に社会生活を営む健常人に発症する肺炎です．マイコプラズマなど非定型肺炎との鑑別が重要となります．
- **医療・介護関連肺炎**：長期療養型病床群や介護施設に入所している高齢者や，透析・化学療法といった高度医療を受けた結果生じる肺炎です．
- **院内肺炎**：入院後48時間以上経過した後に，新たに発症した肺炎をです．基礎疾患があり，免疫能や全身状態が悪いため予後も悪く，耐性菌が要因となることもあります．

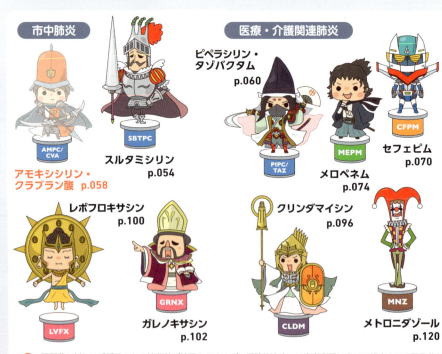

> 注意　原因菌に対して感受性のある抗菌薬が使用されますが，経験的治療では患者背景に応じて想定される原因菌をカバーする抗菌薬が選択されます．耐性菌のリスクがあれば，抗MRSA薬などが使用されることもあります．

原因菌 肺炎球菌，インフルエンザ菌，モラクセラ・カタラーリス，マイコプラズマ，インフルエンザウイルス

グラム陽性球菌　グラム陽性桿菌　グラム陰性球菌　グラム陰性桿菌　嫌気性菌

非定型細菌　その他　ウイルス　真菌

※分類ごとに原因菌は異なります．

院内肺炎

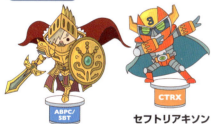

アンピシリン・スルバクタム p.056

セフトリアキソン p.068

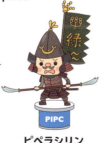

レボフロキサシン p.100

ピペラシリン p.052

非定型肺炎の可能性

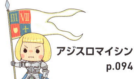

アジスロマイシン p.094

クラリスロマイシン p.092

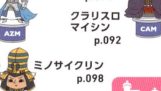

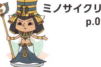

ミノサイクリン p.098

ニューキノロン系薬

ニューモシスチス肺炎（カリニ肺炎）

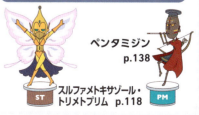

スルファメトキサゾール・トリメトプリム p.118

ペンタミジン p.138

内科領域

腸管感染症

原因・症状

　細菌，ウイルス，寄生虫，真菌などによって下痢や脱水を起こす疾患です．対症療法により多くは軽快しますが，時に血圧低下，悪寒，戦慄を起こし，また菌血症が疑われる場合もあることから，重症度を把握することが重要です．原因菌が特定できる場合には抗菌薬が投与されます．

　入院中の抗菌薬投与中，または投与後の感染症腸炎で治療が必要なものとして *Clostridium difficile* 腸炎があります．疑う場合には *Clostridium difficile* トキシンの検査を行い院内伝播を防ぐことが大切です．

よく使われる薬

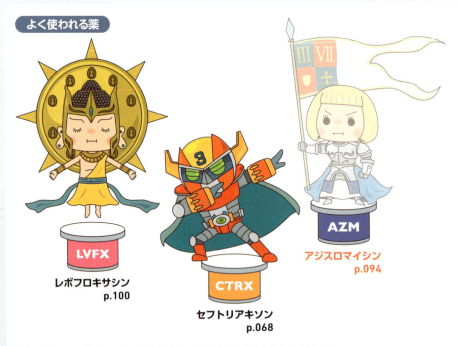

LVFX　レボフロキサシン　p.100

CTRX　セフトリアキソン　p.068

AZM　アジスロマイシン　p.094

注意　原虫による感染症は国内では頻度が低いですが，渡航歴などを確認し，場合によっては原虫による可能性を疑います．

原因菌　サルモネラ菌，カンピロバクター属，ビブリオ科，クロストリジウム属

グラム陽性球菌　　グラム陽性桿菌　　グラム陰性球菌　　グラム陰性桿菌　　嫌気性菌

非定型細菌　　その他　　ウイルス　　真菌

Clostridium difficile

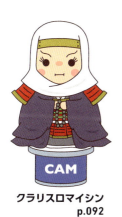

クラリスロマイシン
p.092

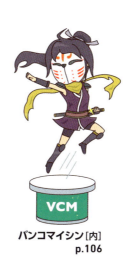

バンコマイシン[内]
p.106

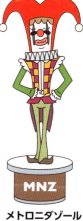

メトロニダゾール
p.120

第3章　感染症別　抗菌薬の使い方

内科領域

腹腔内感染症（腹膜炎，肝胆道系感染症）

> **原因・症状**

腹腔内感染症とは横隔膜より下の腹部内腔で起こる感染症（主に腹膜炎や肝胆道系感染症）です．腹部痛，発熱，嘔吐などを認め，外科的処置が必要となる場合もあります．

- **腹膜炎**：3つに分類され，突発的に単数菌により起こる一次性，消化管や生殖器に存在する菌が消化管穿孔や穿通により腹腔内まで漏れ出て発症する二次性，二次性腹膜炎治療後に発症する三次性があります．一次性より二次性，二次性より三次性において重症かつ耐性菌が関与する可能性が高く，より広域な抗菌薬が必要となります．
- **肝胆道系感染症**：胆嚢炎・胆管炎，肝膿瘍があり，腹膜炎と同時に起こることもあります．肝膿瘍では，赤痢アメーバの可能性も考慮します．

> **よく使われる薬**　軽症～中等症

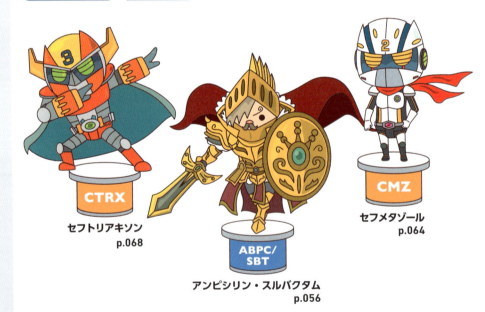

CTRX　セフトリアキソン　p.068

ABPC/SBT　アンピシリン・スルバクタム　p.056

CMZ　セフメタゾール　p.064

注意 β-ラクタム系薬にアレルギーがあれば，ニューキノロン系薬などが用いられます．

原因菌 大腸菌，腸球菌，ストレプトコッカス属，嫌気性菌

グラム陽性球菌　グラム陽性桿菌　グラム陰性球菌　グラム陰性桿菌　嫌気性菌

非定型細菌　その他　ウイルス　真菌

その他の薬　重症

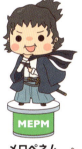

MEPM
メロペネム
p.074

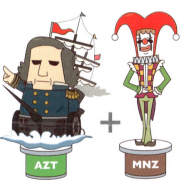

AZT
アズトレオナム
p.078

＋

MNZ
メトロニダゾール
p.120

CFPM
セフェピム
p.070

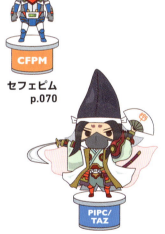

PIPC/TAZ
ピペラシリン・タゾバクタム
p.060

注意 抗緑膿菌作用をもつ薬剤を選択し，アメーバ性肝膿瘍ではメトロニダゾールを選択します．

泌尿器・生殖領域

尿路感染症(急性単純性膀胱炎・腎盂腎炎, 複雑性膀胱炎・腎盂腎炎)

原因・症状

　尿路感染症とは腎臓から尿管，膀胱を通って尿道口に至る「尿路」に病原体が生着して起こる感染症です．発症する部位が膀胱より上部（腎盂腎炎など）か下部（膀胱炎，尿道炎など）かで分類されます．主な症状は，腎盂腎炎では発熱や腰背部痛，膀胱炎や尿道炎では頻尿や排尿痛があります．

　基本的には起因菌に適した抗菌薬を投与します．一般的に下部尿路感染症では経口薬での治療が可能であり，上部尿路感染症では重症時には注射薬を用います．

よく使われる薬　軽症〜中等症

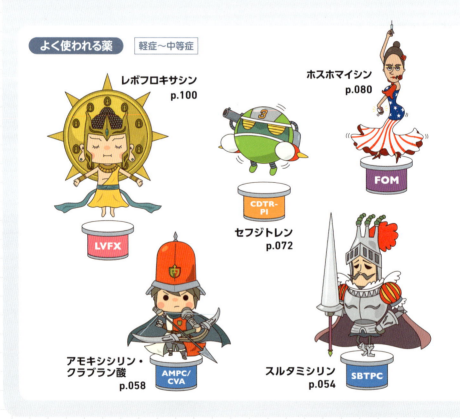

レボフロキサシン p.100 LVFX

セフジトレン p.072 CDTR-PI

ホスホマイシン p.080 FOM

アモキシシリン・クラブラン酸 p.058 AMPC/CVA

スルタミシリン p.054 SBTPC

> **原因菌** 大腸菌, 緑膿菌, ESBL産生菌

グラム陽性球菌　グラム陽性桿菌　グラム陰性球菌　グラム陰性桿菌　嫌気性菌

非定型細菌　その他　ウイルス　真菌

※基礎疾患のない単純性か, 基礎疾患・免疫不全を伴う複雑性かにより異なります

> **重症**

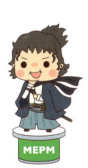

メロペネム
p.074

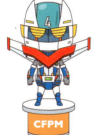

セフェピム
p.070

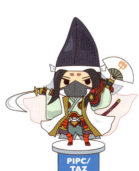

ピペラシリン・タゾバクタム
p.060

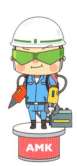

アミカシン
p.088

> **注意** 投与期間はよく使われる薬と基本的に同様です. ニューキノロン系薬も含めて安易な濫用は耐性菌やESBL産生を誘導するため, 感受性に応じてデ・エスカレーションなどが必要となります.

泌尿器・生殖領域

性感染症

原因・症状

広義の性行為によって伝播される感染症を示し，男性では尿道炎，女性では子宮頸管炎が多いです．尿道炎は排尿時痛と尿道分泌物，子宮頸管炎は帯下増量感，不正出血，下腹部痛などを主訴とします．

急性精巣上体炎，骨盤内炎症性疾患，咽頭感染症，結膜炎などがあり，原因微生物により淋菌性，クラミジア性，非クラミジア性非淋菌性に分類されます．ほかにも梅毒，性器ヘルペス，尖圭コンジローマ，膣トリコモナス症などがあります．

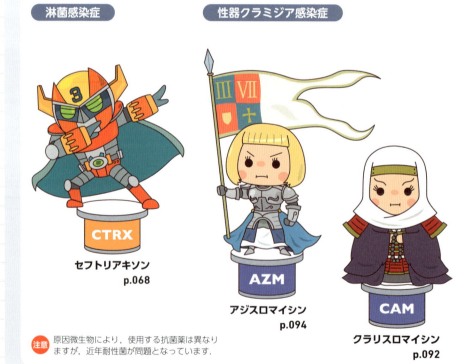

淋菌感染症

CTRX
セフトリアキソン
p.068

性器クラミジア感染症

AZM
アジスロマイシン
p.094

CAM
クラリスロマイシン
p.092

注意：原因微生物により，使用する抗菌薬は異なりますが，近年耐性菌が問題となっています．

原因菌 淋菌，クラミジア，梅毒トレポネーマ，ヘルペスウイルス，ヒトパピローマウイルス，トリコモナス原虫

グラム陽性球菌

グラム陽性桿菌

グラム陰性球菌

グラム陰性桿菌

嫌気性菌

非定型細菌

その他

ウイルス

真菌

他の性感染症

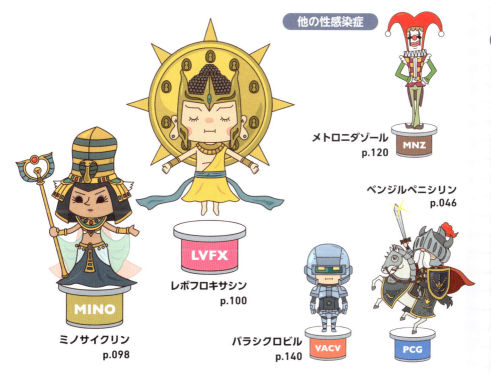

ミノサイクリン p.098 / MINO

レボフロキサシン p.100 / LVFX

メトロニダゾール p.120 / MNZ

バラシクロビル p.140 / VACV

ベンジルペニシリン p.046 / PCG

第3章 感染症別 抗菌薬の使い方

婦人科領域

婦人科感染症

原因・症状

婦人科感染症は，発症する部位として子宮（子宮頸部・子宮体部），付属器（卵管，卵巣），骨盤内があげられます．性行為や子宮内避妊装置，術後などに起こることがあります．治療は原因微生物に対する薬物の投与とドレナージ等となります．

原因菌
トリコモナス原虫，カンジダ，ヘルペスウイルス，淋菌，クラミジア

グラム陽性球菌　グラム陽性桿菌　グラム陰性球菌　グラム陰性桿菌　嫌気性菌

非定型細菌　　その他　　　ウイルス　　　真菌

よく使われる薬

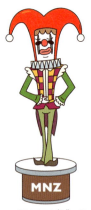

メトロニダゾール
p.120

注意 原因微生物により，帯下の正常や掻痒感の有無，臭いなどが異なります．

その他の薬

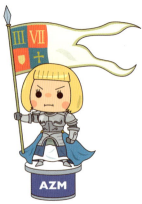

アジスロマイシン
p.094

耳鼻科領域

耳鼻科感染症（中耳炎，副鼻腔炎）

> 原因・症状

中耳炎は中耳に，副鼻腔炎は副鼻腔に炎症が起こる感染症です．中耳炎は耳痛，発熱，耳漏を伴い，副鼻腔炎は鼻閉，鼻漏，咳嗽といった呼吸器症状，頭痛，頬部痛を呈します．上気道炎などのウイルス感染に続発して発症することが多いです．

> 原因菌　肺炎球菌，インフルエンザ菌，モラクセラ・カタラーリス

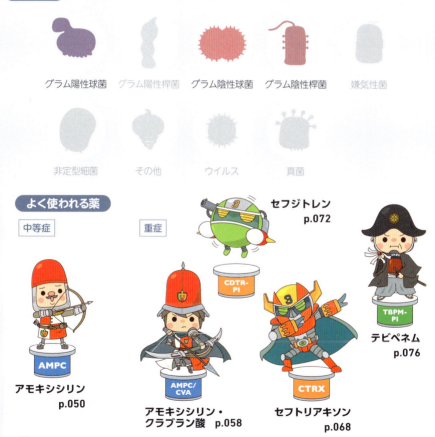

> 注意　重症であれば抗菌薬投与以外に鼓膜切開も行われます．軽症では抗菌薬を投与せず様子をみます．

眼科領域

眼感染症

原因・症状

　眼感染症は，起こる部位によって区別され，眼瞼に起こる麦粒腫（別名：ものもらい），眼窩蜂巣炎があり，主に腫脹や眼痛を呈します．涙器感染症には，涙嚢炎や涙小管炎があり，鼻涙管の閉塞に伴い発症し，流涙，眼脂，難治性結膜炎，疼痛を伴うことがあります．
　また，種々の微生物やウイルスにより引き起こされた炎症部位により，結膜感染症，角膜感染症，眼内感染症があげられます．咽頭結膜炎や流行性角結膜炎など，なかには感染症法や学校保健安全法で定められている疾患もあることに注意する必要があります．

原因菌　　グラム陽性球菌

グラム陽性球菌　グラム陽性桿菌　グラム陰性球菌　グラム陰性桿菌　嫌気性菌

非定型細菌　　その他　　ウイルス　　真菌

※ウイルスや真菌の場合もあり，細菌以外の可能性も考慮する必要があります．

よく使われる薬

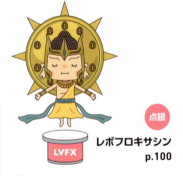

点眼
レボフロキサシン
p.100

注意　耐性化に注意する必要があります．

その他の薬

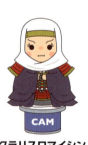

クラリスロマイシン
p.092

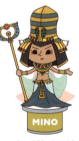

ミノサイクリン
p.098

歯科・口腔外科領域

歯性感染症

原因・症状

歯性感染症は，歯周組織炎，歯冠周囲炎，顎炎，顎骨周囲の蜂巣炎に分類されます．口腔組織へ抗菌薬は移行しにくいため，感染根管治療や膿瘍切開など局所処置も必要となります．

原因菌　口腔レンサ球菌　嫌気性菌

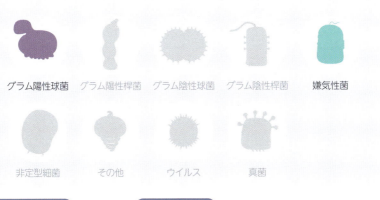

よく使われる薬

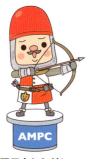

AMPC

アモキシシリン
p.050

その他の薬

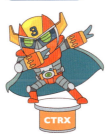

CTRX

セフトリアキソン
p.068

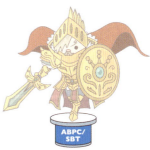

ABPC/SBT

アンピシリン・スルバクタム
p.056

 注意　顎炎や蜂巣炎では注射薬が適応となります．重症であればカルバペネム系薬も検討されます．

外科領域

手術部位感染症

> **原因・症状**

外科手術に関連して術後に発生する感染症です．感染部位は表層切開部，深部切開部や臓器体腔に分類されます．

想定される原因菌は手術が行われる臓器や術式，手術創の汚染度で異なります．そのため，手術を行う際には発症を予防するため，目的に応じて以下の抗菌薬が短期間（2日以内）投与されます．また，手術が開始されるまでに切開部位における薬剤濃度を十分高める必要があるため，適切なタイミングで投与する必要があります．

> **よく使われる薬** 　皮膚常在菌のみ標的

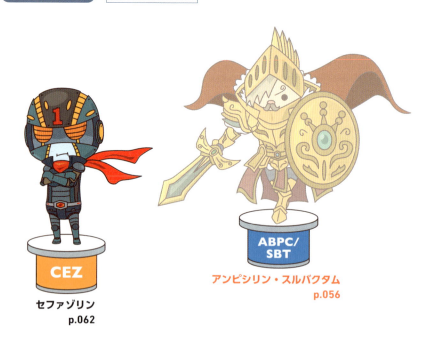

CEZ
セファゾリン
p.062

ABPC/SBT
アンピシリン・スルバクタム
p.056

原因菌　グラム陽性球菌（黄色ブドウ球菌，コアグラーゼ陰性ブドウ球菌，腸球菌など），グラム陰性桿菌※

グラム陽性球菌

グラム陽性桿菌

グラム陰性球菌

グラム陰性桿菌

嫌気性菌

非定型細菌

その他

ウイルス

真菌

※清潔度が低ければグラム陰性桿菌も原因菌となりえます．

その他の薬　他の常在菌を考慮する場合

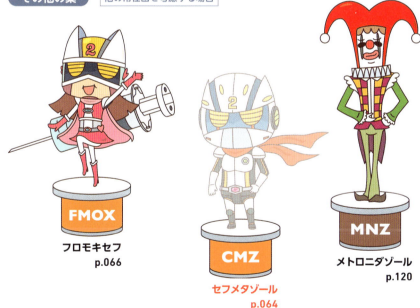

FMOX　フロモキセフ　p.066

CMZ　セフメタゾール　p.064

MNZ　メトロニダゾール　p.120

注意　手術を行う臓器に応じて選択する必要があり，常在細菌以外が検出されている場合は菌に対して活性を有する抗菌薬を選択するといった対応が重要です．

整形外科領域

骨髄炎, 関節炎

原因・症状

　骨髄や関節の組織に細菌などの微生物が感染して化膿した状態です．炎症部位の痛みを伴いますが，発熱は特異的な症状ではないため，注意が必要です．

　化膿性脊椎炎（化膿性椎体炎）は，感染性心内膜炎を合併するため血液培養や他の塞栓症状を検索します．化膿性関節炎は，滑膜炎として発症後，関節腔内に浸出液が貯留し軟骨や骨の破壊へ至る症状で，股関節や膝関節に好発します．

　これらの治療において，菌血症に伴う急性症状だけでなく，再発，膿瘍や転移性病変を防ぐことも重要です．

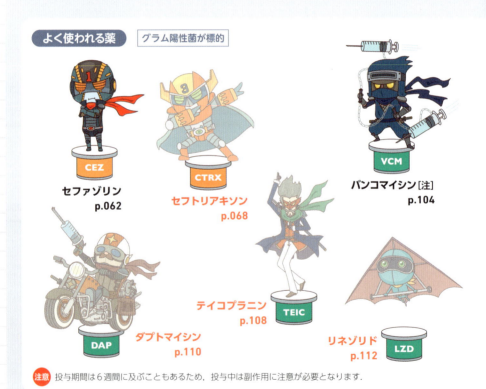

よく使われる薬 | グラム陽性菌が標的

- CEZ　セファゾリン　p.062
- CTRX　セフトリアキソン　p.068
- VCM　バンコマイシン[注]　p.104
- DAP　ダプトマイシン　p.110
- TEIC　テイコプラニン　p.108
- LZD　リネゾリド　p.112

注意 投与期間は6週間に及ぶこともあるため，投与中は副作用に注意が必要となります．

原因菌 黄色ブドウ球菌（5割），ストレプトコッカス属，エンテロコッカス属，グラム陰性桿菌（緑膿菌など），結核菌

グラム陽性球菌　グラム陽性桿菌　グラム陰性球菌　グラム陰性桿菌　嫌気性菌

非定型細菌　その他　ウイルス　真菌

緑膿菌が標的

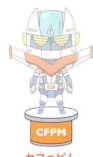

CFPM
セフェピム
p.070

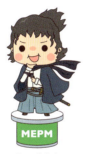

MEPM
メロペネム
p.074

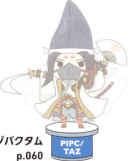

ピペラシリン・タゾバクタム
PIPC/TAZ
p.060

その他の薬

レボフロキサシン
p.100
LVFX

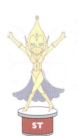

スルファメトキサゾール・トリメトプリム　p.118
ST

抗結核薬

注意 イソニアジド，リファンピシン，エサンブトール，ピラジナミドを2か月投与し，その後イソニアジド，リファンピシンを7か月投与します．イソニアジド投与中はビタミンB_6の投与が必要となります．肝障害に注意します．

第3章　感染症別 抗菌薬の使い方

皮膚科領域

皮膚軟部組織感染症

原因・症状

皮膚軟部組織感染症とは「とびひ」や「おでき」といった表面に限局した軽度の感染症から皮下組織や筋膜にまで達する蜂窩織炎，壊死性筋膜炎のような予後に関わる重症な感染症など幅広い疾患を示します．表皮→真皮→皮下組織→筋肉といった皮膚の構造において，深部で起こった場合ほど重症となります．

外見上の炎症反応（発赤，腫脹，疼痛）や広がりを確認し，原因菌を想定することが必要であり，重症例では菌血症を考慮する必要があります．

よく使われる薬　軽症

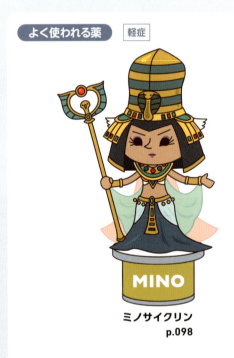

ミノサイクリン
p.098

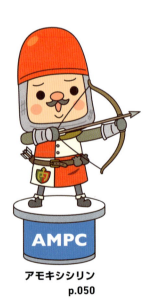

アモキシシリン
p.050

原因菌　黄色ブドウ球菌，化膿レンサ球菌

グラム陽性球菌　グラム陽性桿菌　グラム陰性球菌　グラム陰性桿菌　嫌気性菌

非定型細菌　その他　ウイルス　真菌

※大部分が，黄色ブドウ球菌によるもので β-ラクタム系薬が無効ならMRSAや緑膿菌を考慮します．

その他の薬　中等症〜重症

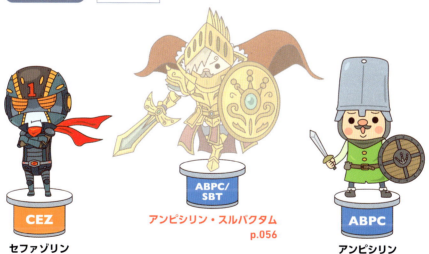

CEZ
セファゾリン
p.062

ABPC/SBT
アンピシリン・スルバクタム
p.056

ABPC
アンピシリン
p.048

注意　壊死性筋膜炎やガス壊疽であれば，経験的にカルバペネム系薬に毒素産生抑制目的としてクリンダマイシンの併用，タゾバクタム/ピペラシリンなどを使用し，MRSAのリスクがあればバンコマイシンを追加するなどして開始します．原因菌・感受性判明後に症状が落ち着いていれば，カルバペネム系薬をベンジルペニシリンやアンピシリンなどに変更します．

その他

発熱性好中球減少症

> 原因・症状

　発熱性好中球減少症とはがん化学療法などの好中球を減少させる治療により，好中球が減少し，発熱している状態を示します．消化管や抗がん剤により障害された粘膜，気道，血管内カテーテルなどの刺入部より緑膿菌などのグラム陰性桿菌，MRSAなどのグラム陽性球菌，真菌などが侵入し，発症します．末梢血中の好中球が500/μL未満，もしくは48時間以内に500/μL未満への低下が予想され，かつ腋窩体温が37.5℃以上の場合と定義されています．重症例や高齢者ではリスクが高いため，広域抗菌薬が選択され，3～5日ごとに評価を繰り返しながら投与します．

> よく使われる薬

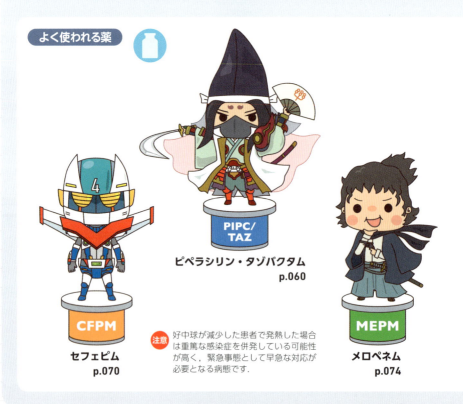

CFPM
セフェピム
p.070

PIPC/TAZ
ピペラシリン・タゾバクタム
p.060

MEPM
メロペネム
p.074

注意　好中球が減少した患者で発熱した場合は重篤な感染症を併発している可能性が高く，緊急事態として早急な対応が必要となる病態です．

原因菌 グラム陰性桿菌（緑膿菌等），グラム陽性球菌（MRSA，コアグラーゼ陰性ブドウ球菌等），真菌（カンジダ属等）

グラム陽性球菌

グラム陽性桿菌

グラム陰性球菌

グラム陰性桿菌

嫌気性菌

非定型細菌

その他

ウイルス

真菌

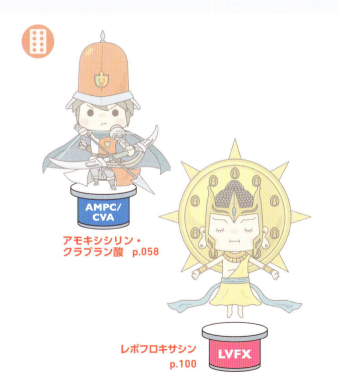

AMPC/CVA
アモキシシリン・クラブラン酸　p.058

レボフロキサシン　p.100
LVFX

併用薬

抗MRSA薬

アミノグリコシド系薬

ニューキノロン系薬

抗真菌薬

その他

結核

原因・症状

　結核菌（*Mycobacterium tuberculosis*）により引き起こされる感染症です．好発部位は肺ですが，全身の臓器・器官に感染します．全身倦怠感，食欲不振，体重減少，37℃前後の微熱が長期間にわたって続くなど非特異的であり，疾患の進行によって咳嗽を生じます．

　イソニアジド＋リファンピシン＋ピラジナミドの3剤にエタンブトールまたはストレプトマイシンを加えた4剤を2か月投与し，その後イソニアジド＋リファンピシンの2剤を4か月投与します．ピラジナミドが使用できない場合は，上記からピラジナミドを抜いた3剤を2か月投与し，その後イソニアジド＋リファンピシンの2剤を7か月投与する方法もあります．

よく使われる薬　一次抗結核薬

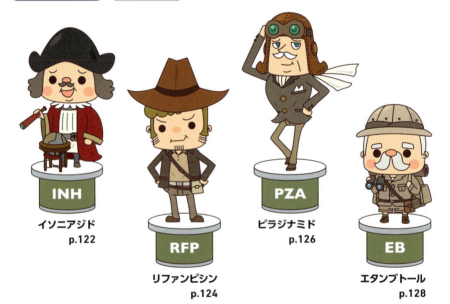

INH　イソニアジド　p.122

RFP　リファンピシン　p.124

PZA　ピラジナミド　p.126

EB　エタンブトール　p.128

> 注意　近年，多剤耐性結核が問題となっています．原因には不適切な飲み方があげられるため，決められた量と飲み方を正しく守ることが重要です．

原因菌　結核菌

グラム陽性球菌　　グラム陽性桿菌　　グラム陰性球菌　　グラム陰性桿菌　　嫌気性菌

非定型細菌　　その他　　ウイルス　　真菌　　結核菌

その他の薬

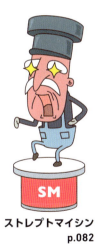

ストレプトマイシン
p.082

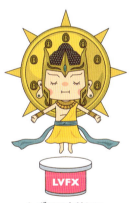
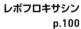

レボフロキサシン
p.100

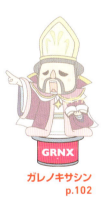

ガレノキサシン
p.102

その他

深在性真菌症（カンジダ血症，肺真菌症）

> **原因・症状**

深在性真菌症とは，患部が脳，肺，心臓など内部臓器まで及ぶ真菌症（全身性真菌症，内臓真菌症）であり，皮膚真菌症とは大別されます．罹患率は低いものの，致死率は高くなります．

- **カンジダ血症**：カテーテル関連感染やバクテリアルトランスロケーションなどが原因で起こることがあり，主な原因真菌に *C. albicans* が挙げられますが，近年，易感染患者の増加やフルコナゾールの頻用によりアゾール耐性株や non-*albicans* Candida が問題となっています．
- **肺真菌症**：真菌を吸い込むことによって発病し，肺アスペルギルス症が多いです．

> **よく使われる薬**

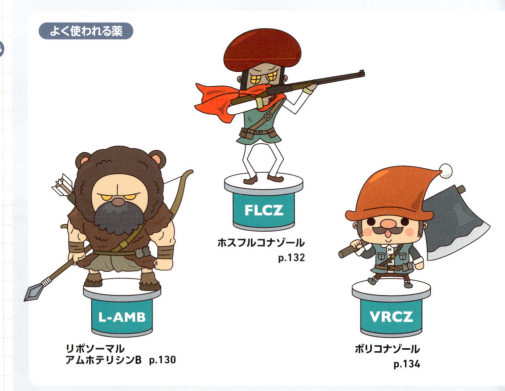

L-AMB
リポソーマル
アムホテリシンB　p.130

FLCZ
ホスフルコナゾール
p.132

VRCZ
ボリコナゾール
p.134

原因菌 アスペルギルス属，カンジダ属，クリプトコッカス属，接合菌（ムーコル）

グラム陽性球菌

グラム陽性桿菌

グラム陰性球菌

グラム陰性桿菌

嫌気性菌

非定型細菌

その他

ウイルス

真菌

※真菌の種類で推奨薬が異なります．

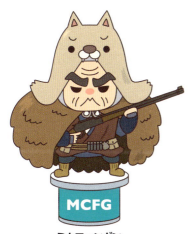

ミカファンギン
p.136

注意 抗真菌薬の注射薬は，溶解方法や投与方法が複雑であり，投与後に副作用を起こす薬剤も多いため，初めて使用するときには添付文書により使い方や注意点を確認しましょう．

その他

インフルエンザ

原因・症状

インフルエンザウイルスによって引き起こされる急性の感染症です．多くは上気道炎症状・呼吸器疾患を伴い，流行性感冒や流感といわれます．風邪とは異なり，高熱，頭痛，筋肉痛，倦怠感，悪寒が比較的急速に出現します．肺炎や脳症を合併することがあり，高齢者や基礎疾患をもつ人はリスクが高くなります．ウイルスが体内に入ってから2〜3日後に発症することが多いですが，10日間潜伏することもあります．

よく使われる薬

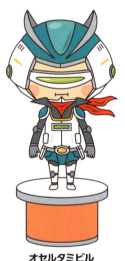

オセルタミビル
p.142

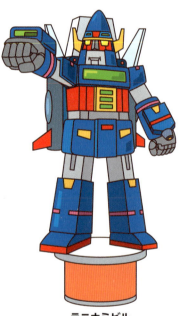

ラニナミビル
p.146

原因菌　インフルエンザウイルス

グラム陽性球菌

グラム陽性桿菌

グラム陰性球菌

グラム陰性桿菌

嫌気性菌

非定型細菌

その他

ウイルス

真菌

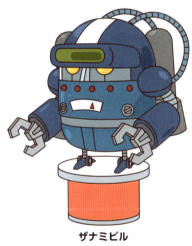

ザナミビル
p.144

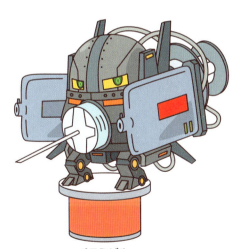

ペラミビル
p.148

> 注意　A型，B型に効果があり，ウイルスそのものの増殖抑制作用ではなく，増殖したウイルスを細胞内に留めておくことで効果を示します．

● AMR対策アクションプラン

　抗菌薬が効かなくなる薬剤耐性（AMR：antimicrobial resistance）が，世界的な公衆衛生上の緊急事態として宣言されています．このままAMRに対する対策を取らなければ，2050年における死亡数は，がん患者を超えることが予想されています．AMRに対しては，社会全体としての対応が必要で，世界保健機関（WHO）は2015年に加盟国に対して国家行動計画（ナショナルアクションプラン）の策定を求めました．それを受けて，わが国においても，2016年4月に，①普及啓発・教育，②動向調査・監視，③感染予防・管理，④抗微生物剤の適正使用，⑤研究開発・創薬，⑥国際協力からなるAMR対策アクションプランが策定されました．AMRは人だけではなく，動物，それらを取り巻く環境との相互干渉によって引き起こされます．そのため，「ワンヘルス・アプローチ」の視野に立ち，関係各省庁，関係各機関が協力して，多面的角度から，AMR対策アクションプランが推進されています．

● 抗菌薬適正使用支援（antimicrobial stewardship）

　わが国における抗菌薬の使用状況は，欧米諸国と比較して，第3世代セフェム系薬，マクロライド系薬，キノロン系薬が多い状況にあります．耐性菌による感染症の発生を最小限にとどめ，それによる負担を減らすには，入院だけでなく外来も含めて，抗菌薬の適正使用を支援する（AS：antimicrobial stewardship）ことが極めて重要です．ASは不必要な処方を減らし，耐性菌の出現を抑える効果があるほか，医療費の抑制にも貢献できます．医療機関は，ASを実践するチームやその指針を早急に整備する必要があります．2017年8月には，関係8学会合同のASを行うためのガイダンス（抗菌薬適正使用支援プログラム実践のためのガイダンス（http://www.chemotherapy.or.jp/guideline/kobiseibutuyaku_guidance.pdf）が公表されました．今後，ガイダンスに基づきASが推進されることに大きな期待が寄せられています．AMR対策アクションプランにおいても，抗菌薬の不必要な使用を回避させる取り組みが求められています．

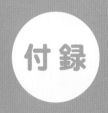

薬品別適応症 一覧表
薬品別適応菌種 一覧表

本書で取り上げた薬品別に，適応症と適応菌種を一覧表にしました．適応を有するものは「●」で表し，補足する記号については以下のとおりとします．

　　注 … 注射薬のみに適応あり
　　内 … 内服薬のみに適応あり
　　成 … 成人のみに適応
　　小 … 小児のみに適応

※詳細に関しては各薬剤の添付文書を確認してください．

薬品別適応症 一覧表

No.	薬品名(一般名, 略号)	敗血症(菌血症)	感染性心内膜炎	細菌性髄膜炎	咽頭・喉頭炎 [a]	扁桃炎 [a]	急性気管支炎 [a]	肺炎	肺膿瘍	膿胸	慢性呼吸器病変の二次感染	感染性腸炎 [b]	腹膜炎	胆道感染症(胆嚢炎・胆管炎)	肝膿瘍	腹腔内膿瘍	急性単純性膀胱炎(膀胱炎) [c]	腎盂腎炎 [c]	複雑性膀胱炎・腎盂腎炎 [c]	前立腺炎(急性症,慢性症) [d]	精巣上体炎(副睾丸炎) [d]	尿道炎	淋菌感染症	梅毒 [d]	骨盤内炎症性疾患 [e]	子宮頸管炎 [d]	バルトリン腺炎 [e]
1	ベンジルペニシリン*1 PCG	●	●	●																			●	●			
2	アンピシリン*1 ABPC	注	注	注	●	●	●	●			●	●		●	●		●	●	●					内			
3	アモキシシリン*1 AMPC				●	●	●	●			●	●		●			●	●	●	●	●		●				
4	ピペラシリン PIPC	●						●						●													●
5	スルタミシリン SBTPC				●	●	●	●																			
6	アンピシリン・スルバクタム(2:1) ABPC/SBT						●	●		●				●													
7	アモキシシリン・クラブラン酸(14:1) AMPC/CVA					●	●	●			●																
8	ピペラシリン・タゾバクタム(8:1) PIPC/TAZ	●						●					●	●				●									
9	セファゾリン CEZ	●	●		●		●	●		●																	●
10	セフメタゾール CMZ	●		●				●		●			●	●													
11	フロモキセフ FMOX	●		●				●		●				●				●			●	●					
12	セフトリアキソン CTRX	●						●		●	●											●	●		●	●	
13	セフェピム CFPM	●				●*3		●		●	●						●	●	●								●
14	セフジトレン*1 CDTR-PI				●	●*4	●	●			●						●	●	●								●
15	メロペネム MEPM	●				●*3		●		●	●		●	●			●	●	●								●
16	テビペネム TBPM-PI							●																			
17	アズトレオナム AZT	●						●		●			●	●				●					●		●		
18	ホスホマイシン FOM	注				注	注	注		注	注	内		注													注
19	ストレプトマイシン*1 SM		●																								
20	カナマイシン[内] KM											●															
21	ゲンタマイシン GM	●						●						●			●										
22	アミカシン AMK	●						●										●									
23	アルベカシン ABK	●						●																			
24	クラリスロマイシン*1 CAM					●	●	●									成								成		
25	アジスロマイシン AZM				●内	●内	●内*4	●内			●内												●		内成	内成	
26	クリンダマイシン*1 CLDM	●注								●																	

*1：一部省略した適応症あり．*2：ヘリコバクター・ピロリ感染症．*3：扁桃周囲膿瘍を含む．*4：扁桃周囲炎，扁桃周囲膿瘍を含む，
*5：非結核性抗酸菌症，*6：骨髄移植時の消化管内殺菌，*7：バンコマイシン耐性エンテロコッカス・フェシウム(VRE)による各種感染症，

適応症項目の **a**〜**h** は第3章で取り上げた感染症名です．

a 急性気道感染症，**b** 腸管感染症，**c** 尿路感染症，**d** 性感染症，**e** 婦人科感染症，**f** 歯性感染症，**g** 手術部位感染症，**h** 皮膚軟部組織感染症

泌尿器・生殖・婦人科領域				耳鼻科領域				眼科領域						歯科・口腔外科領域 f					外科領域		整形外科領域		皮膚科領域 h						その他					No.
子宮内感染 e	子宮付属器炎 e	子宮旁結合織炎 e	乳腺炎	外耳炎	中耳炎	副鼻腔炎	化膿性唾液腺炎	眼内炎（全眼球炎を含む）	眼瞼膿瘍	涙嚢炎	麦粒腫	眼板腺炎	角膜炎（角膜膿瘍を含む）	歯周組織炎・歯冠周囲炎	顎骨周辺の蜂巣炎	顎炎	化膿性唾液腺炎	抜糸創・口腔手術創等の二次感染	外傷・熱傷および手術創等の二次感染 g	肛門周囲膿瘍	骨髄炎	関節炎	表在性皮膚感染症	深在性皮膚感染症	びらん・潰瘍の二次感染	リンパ管・リンパ節炎	慢性膿皮症	ざ瘡（化膿性炎症を含むもの）	発熱性好中球減少症	結核（肺結核，その他の結核症）	深在性真菌症	インフルエンザ	その他	
			●		●	●																	●	●		●								1
●			●		●	●				●	●内		●			●		●	●		●													2
●	●	●	●		●	●		●					●			●		●	●			●	●	●		●							●*2	3
●	●	●	●																															4
●			●		●	●				●			●																					5
																																		6
																																		7
																													●		●			8
●	●	●	●		●	●	●									●	●	●	●	●	●	●	●	●	●	●								9
															●	●																		10
●	●	●	●			●																												11
●	●	●	●			●																												12
●						●																									●			13
●	●	●	●							●		●										●	●								●			14
●	●	●	●			●							●										●											15
					●	●																												16
●	●	●											●																					17
注	注	注			内	内				内	内	内														内								18
																														●		●	●*5	19
																																		20
					●														●															21
																			●															22
																																		23
					●	●								●成		●成			●成			●	●	●									●*2,5	24
					●内	●成								●内成		●内成							●内成	●内成									●*5	25
				●内	●					内	内					●							●内	●内		●内								26

*8：胆嚢炎のみ，*9：β-ラクタム系，フルオロキノロン系，アミノグリコシド系薬耐性の各種感染症，*10：ニューモシスチス肺炎（カリニ肺炎），*11：単純ヘルペスウイルス感染症，水痘・帯状疱疹ウイルス感染症，*12：治療のみ

			内科領域															泌尿器・生殖・婦人科領域										
						呼吸器感染症								腹腔内感染症														
No.	薬品名（一般名，略号）	略号	敗血症（菌血症）	感染性心内膜炎	細菌性髄膜炎	咽頭・喉頭炎 [a]	扁桃炎 [a]	急性気管支炎 [a]	肺炎	肺膿瘍	膿胸	慢性呼吸器病変の二次感染	感染性腸炎	腹膜炎 [b]	胆道感染症（胆嚢炎・胆管炎）	肝膿瘍	腹腔内膿瘍	急性単純性膀胱炎（膀胱炎）[c]	腎盂腎炎 [c]	複雑性膀胱炎・腎盂腎炎（急性症，慢性症）[c]	前立腺炎（急性症，慢性症）[d]	精巣上体炎（副睾丸炎）[d]	尿道炎 [d]	淋菌感染症	梅毒	骨盤内炎症性疾患 [d]	子宮頸管炎 [d]	バルトリン腺炎 [e]
27	ミノサイクリン*1	MINO	●			●内	●内*3	●内	●			●内		●内				●	●				●内	●内	●内	●内		
28	レボフロキサシン*1	LVFX				●内	●内*4	●内			●	●内		●内	注		注	●					●内				●内	●内
29	ガレノキサシン	GRNX				●	●*4	●				●																
30	バンコマイシン［注］	VCM	●	●	●				●		●			●														
31	バンコマイシン［内］	VCM											●															
32	テイコプラニン	TEIC	●						●		●																	
33	ダプトマイシン	DAP	●	●																								
34	リネゾリド	LZD	●						●																			
35	チゲサイクリン	TGC												●	●*8		●											
36	コリスチン［注］	CL																										
37	スルファメトキサゾール・トリメトプリム*1	ST							●内		●内	●内						●内	●内									
38	メトロニダゾール*1	MNZ	注		注								●	●	●注*8	●										●		
39	イソニアジド	INH																										
40	リファンピシン*1	RFP																										
41	ピラジナミド	PZA																										
42	エタンブトール	EB																										
43	リポソーマルアムホテリシンB	L-AMB																										
44	ホスフルコナゾール	F-FLCZ																										
45	ボリコナゾール	VRCZ	●													●												
46	ミカファンギン	MCFG																										
47	ペンタミジン	PM																										
48	バラシクロビル	VACV																										
49	オセルタミビル																											
50	ザナミビル																											
51	ラニナミビル																											
52	ペラミビル																											

*1：一部省略した適応症あり，*2：ヘリコバクター・ピロリ感染症，*3：扁桃周囲膿瘍を含む，*4：扁桃周囲炎，扁桃周囲膿瘍を含む，
*5：非結核性抗酸菌症，*6：骨髄移植時の消化管内殺菌，*7：バンコマイシン耐性エンテロコッカス・フェシウム(VRE)による各種感染症，

適応症項目の a 〜 h は第3章で取り上げた感染症名です.

a 急性気道感染症，b 腸管感染症，c 尿路感染症，d 性感染症，e 婦人科感染症，f 歯科感染症，g 手術部位感染症，h 皮膚軟部組織感染症

泌尿器・生殖・婦人科領域				耳鼻科領域				眼科領域						歯科・口腔外科領域 f					外科領域		整形外科領域		皮膚科領域 h					その他						No.
子宮内感染 (e)	子宮付属器炎 (e)	子宮旁結合織炎 (e)	乳腺炎	外耳炎	中耳炎	副鼻腔炎	化膿性唾液腺炎	眼内炎（全眼球炎を含む）	眼瞼膿瘍	涙嚢炎	麦粒腫	眼板腺炎	角膜炎（角膜膿瘍を含む）	歯周組織炎・歯冠周囲炎	顎骨周辺の蜂巣炎	顎炎	化膿性唾液腺炎	抜糸創・口腔外創の二次感染	外傷・熱傷および手術創等の二次感染 g	肛門周囲膿瘍	骨髄炎	関節炎	表在性皮膚感染症	深在性皮膚感染症	びらん・潰瘍の二次感染	リンパ管・リンパ節炎	慢性膿皮症	ざ瘡（化膿性炎症を含むもの）	発熱性好中球減少症	結核（肺結核・その他の結核症）	深在性真菌症	インフルエンザ	その他	
●内	●内		●内		●内	●内	●内			●内	●内			●内		●内			●内	●内			●内	●内		●内								27
●内	●内		●内		●内	●内	●内			●内	●内			●内		●内	●内	●内	●内	●内			●内	●内		●内	●内							28
				●	●																													29
																			●		●	●							●					30
																																	● *6	31
																			●					●		●								32
																								●	●									33
																			●					●									● *7	34
																					●	●		●										35
																																	● *9	36
																													●		● *10			37
																			●	●						●							● *2	38
																													●					39
																																	● *5	40
																													●					41
																																	● *5	42
																													●		●			43
																															●			44
																															●			45
																															●			46
																															● *10			47
																																	● *11	48
																																●		49
																																●		50
																																●		51
																																● *12		52

*8：胆嚢炎のみ，*9：β-ラクタム系，フルオロキノロン系，アミノグリコシド系薬耐性の各種感染症，*10：ニューモシスチス肺炎（カリニ肺炎），*11：単純ヘルペスウイルス感染症，水痘・帯状疱疹ウイルス感染症，*12：治療のみ

薬品別適応菌種　一覧表

No	薬品名（一般名，略号）	グラム陽性球菌				グラム陽性桿菌	グラム陰性球菌		グラム陰性桿菌											
		ブドウ球菌属	レンサ球菌属	肺炎球菌	腸球菌属	炭疽菌	淋菌	髄膜炎菌	モラクセラ・カタラーリス	大腸菌	クレブシエラ属	セラチア属	シトロバクター属	エンテロバクター属	プロテウス属	プロビデンシア属	モルガネラ・モルガニー	赤痢菌	サルモネラ属	ビブリオ属
1	ベンジルペニシリン*1　PCG	●	●	●	●	注	注	注												
2	アンピシリン*1　ABPC	●	●	●	●	●	●	注		●					●*6			●		
3	アモキシシリン　AMPC	●	●	●	●	●	●			●					●*6					
4	ピペラシリン　PIPC	●	●	●	●					●	●	●	●	●	●	●	●			
5	スルタミシリン　SBTPC	●	●	●	●		●			●					●*6					
6	アンピシリン・スルバクタム（2：1）　ABPC/SBT	●		●					●											
7	アモキシシリン・クラブラン酸（14：1）　AMPC/CVA	●		●					●											
8	ピペラシリン・タゾバクタム（8：1）　PIPC/TAZ	●	●	●	●					●	●	●	●	●	●	●	●			
9	セファゾリン　CEZ	●	●	●						●	●				●*6					
10	セフメタゾール　CMZ	●								●	●				●					
11	フロモキセフ　FMOX	●	●	●					●	●	●	●	●	●	●	●	●			
12	セフトリアキソン　CTRX	●	●	●			●		●	●	●	●	●	●	●	●	●			
13	セフェピム　CFPM	●	●	●					●	●	●	●	●	●	●	●	●			
14	セフジトレン*1　CDTR-PI	●	●	●					●	●	●				●					
15	メロペネム　MEPM	●	●	●	●				●	●	●	●	●	●	●	●	●			
16	テビペネム　TBPM-PI	●	●	●	●				●	●	●				●					
17	アズトレオナム　AZT						●	●		●	●	●	●	●	●	●	●			
18	ホスホマイシン　FOM	●								●	●	●			●		●	内	内	
19	ストレプトマイシン*1　SM																			
20	カナマイシン［内］　KM									●									●	●
21	ゲンタマイシン　GM	●								●	●	●	●	●	●	●	●			
22	アミカシン　AMK									●	●	●	●	●	●	●	●			
23	アルベカシン　ABK	●*9																		
24	クラリスロマイシン　CAM	●	●	●					●											
25	アジスロマイシン　AZM	●	●	●			成		●											
26	クリンダマイシン　CLDM	●	●	●																

*1：一部省略した適応菌種あり，*2：破傷風菌，*3：回帰熱ボレリア，*4：ワイル病レプトスピラ，*5：梅毒トレポネーマ，*6：プロテウス・ミラビリス，*7：プレボテラ・ビビア除く，*8：C.difficile を除く，*9：メチシリン耐性黄色ブドウ球菌（MRSA），*10：メチシリン耐性コアグラーゼ陰性ブドウ球菌（MRCNS），*11：ペニシリン耐性肺炎球菌（PRSP），*12：バンコマイシン耐性エンテロコッカス・

グラム陰性桿菌										嫌気性菌				抗酸菌		非定型細菌			真菌				ウイルス	その他		No.
シュードモナス属	緑膿菌（シュードモナス属）	バークホルデリア・セパシア	ステノトロホモナス・マルトフィリア	アシネトバクター属	インフルエンザ菌	レジオネラ属	百日咳菌	カンピロバクター属	ヘリコバクター・ピロリ	ペプトストレプトコッカス属	バクテロイデス属	プレボテラ属	クロストリジウム属	結核菌	非結核性抗酸菌	マイコプラズマ属	リケッチア属	クラミジア属	カンジダ属	クリプトコッカス属	アスペルギルス属	ニューモシスチス	ウイルス	スピロヘータ	原虫	
													●*2											●*3,4,5		1
					●																			●*5		2
					●				●															●*5		3
	●										●	●*7														4
																										5
																										6
					●						●	●*7														7
	●			●							●	●	●*8													8
										●	●	●														9
										●	●	●*7														10
					●					●	●	●														11
					●					●	●	●*7														12
●	●	●	●	●						●	●	●*7														13
					小																					14
	●										●	●														15
																										16
					●																					17
					●				内																	18
																	●	●						●*4		19
																										20
	●																									21
	●																									22
																										23
					小			●	●	成						●		●				●				24
					●	●					●	●						●								25
										注	注	注						注								26

フェシウム（VRE），＊13：β-ラクタム系，フルオロキノロン系，アミノグリコシド系薬のうち2系統以上に耐性，＊14：β-ラクタム系，フルオロキノロン系，アミノグリコシド系薬に耐性，＊15：単純ヘルペスウイルス，水痘・帯状疱疹ウイルス，＊16：A型・B型インフルエンザウイルス

	適応菌	グラム陽性球菌				グラム陽性桿菌	グラム陰性球菌			グラム陰性桿菌										
薬品名（一般名，略号）		ブドウ球菌属	レンサ球菌属	肺炎球菌	腸球菌属	炭疽菌	淋菌	髄膜炎菌	モラクセラ・カタラーリス	大腸菌	クレブシエラ属	セラチア属	シトロバクター属	エンテロバクター属	プロテウス属	プロビデンシア属	モルガネラ・モルガニー	赤痢菌	サルモネラ属	ビブリオ属
27 ミノサイクリン*1	MINO	●	●	●	●	●	●内			●	●		●内		●内	●内	●内	●内		
28 レボフロキサシン*1	LVFX	●	●	●	●	●	●内	●	●	●	●	●	●	●	●			●	●	●内
29 ガレノキサシン	GRNX	●	●	●				●	●	●				●						
30 バンコマイシン［注］	VCM	●*9,10		●*11																
31 バンコマイシン［内］	VCM	●*9																		
32 テイコプラニン	TEIC	●*9																		
33 ダプトマイシン	DAP	●*9																		
34 リネゾリド	LZD	●*9			●*12															
35 チゲサイクリン*13	TGC									●	●		●	●						
36 コリスチン［注］*14	CL										●		●	●						
37 スルファメトキサゾール・トリメトプリム	ST				●内					●内	●内		●内	●内	●内	●内	●内	●内	●内	
38 メトロニダゾール*1	MNZ																			
39 イソニアジド	INH																			
40 リファンピシン	RFP																			
41 ピラジナミド	PZA																			
42 エタンブトール	EB																			
43 リポソーマルアムホテリシンB*1	L-AMB																			
44 ホスフルコナゾール	F-FLCZ																			
45 ボリコナゾール*1	VRCZ																			
46 ミカファンギン	MCFG																			
47 ペンタミジン	PM																			
48 バラシクロビル	VACV																			
49 オセルタミビル																				
50 ザナミビル																				
51 ラニナミビル																				
52 ペラミビル																				

*1：一部省略した適応菌種あり，*2：破傷風菌，*3：回帰熱ボレリア，*4：ワイル病レプトスピラ，*5：梅毒トレポネーマ，*6：プロテウス・ミラビリス，*7：プレボテラ・ビビア除く，*8：C.difficle を除く，*9：メチシリン耐性黄色ブドウ球菌（MRSA），*10：メチシリン耐性コアグラーゼ陰性ブドウ球菌（MRCNS），*11：ペニシリン耐性肺炎球菌（PRSP），*12：バンコマイシン耐性エンテロコッカス・

	グラム陰性桿菌									嫌気性菌					抗酸菌		非定型細菌			真菌				ウイルス	その他		
	シュードモナス属	緑膿菌（シュードモナス属）	バークホルデリア・セパシア	ステノトロホモナス・マルトフィリア	アシネトバクター属	インフルエンザ菌	レジオネラ属	百日咳菌	カンピロバクター属	ヘリコバクター・ピロリ	ペプトストレプトコッカス属	バクテロイデス属	プレボテラ属	クロストリジウム属	結核菌	非結核性抗酸菌	マイコプラズマ属	リケッチア属	クラミジア属	カンジダ属	クリプトコッカス属	アスペルギルス属	ニューモシスチス	スピロヘータ	原虫	No.
	注	●	注	注	注	注	注										●	●	●					●内 *5		27
		●			●	●	●			●内				注		●内										28
					●	●											●		●							29
																										30
														●												31
																										32
																										33
																										34
					●																					35
		●			●																					36
						●内																	●			37
											●内	●	●	●											●	38
															●											39
															●	●										40
															●	●										41
															●	●										42
																				●	●	●				43
																				●	●	●				44
																				●	●	●				45
																				●		●				46
																							●			47
																										48
																										49
																										50
																										51
																										52

（ウイルス欄）48：● *15，49：● *16，50：● *16，51：● *16，52：● *16

フェシウム（VRE），*13：β-ラクタム系，フルオロキノロン系，アミノグリコシド系薬のうち2系統以上に耐性，*14：β-ラクタム系，フルオロキノロン系，アミノグリコシド系薬に耐性，*15：単純ヘルペスウイルス，水痘・帯状疱疹ウイルス，*16：A型・B型インフルエンザウイルス

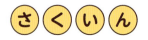

般：一般名（**太字**は第2章で取り上げた薬剤）
商：商品名
略：第2章で取り上げた薬剤の略号

記号・英語

％TAM　040
β-ラクタマーゼ非産生
　アンピシリン耐性　026
β-ラクタム系薬　028
ABK 略　090
ABPC 略　048
ABPC/SBT 略　056
AMK 略　088
AMPC 略　050
AMPC/CVA 略　058
AMR対策アクションプラン
　　　　　　　　　188
AUC　039
AUC/MIC　040
AZM 略　094
AZT 略　078
A群β溶血性レンサ球菌
　　　　　　　　　158
BLNAR　026
CAM 略　092
CDTR-PI 略　072
CEZ 略　062
CFPM 略　070
CL 略　116
CLcr　042
CLDM 略　096
Clostridium difficile 腸炎
　　　　　　　　　162
Cmax　039
Cmax/MIC　040
CMZ 略　064

Cockcroft-Gaultの式　042
Cpeak/MIC　040
CTRX 略　068
DAP　110
DIC　152
DNA　017
EB　128
Empiric therapy　038
ESBL　026
F-FLCZ　132
FMOX　066
FOM　080
GAS　158
Giusti-Hayton法　042
GM 略　086
GRNX 略　102
INH　122
KM　084
L-AMB　130
LVFX 略　100
LZD 略　112
MBL　026
MCFG 略　136
MDRA　026
MDRP　026
MEPM 略　074
MIC　039
MINO 略　098
MNZ 略　120
MRSA　020, 026
PBP　028
PCG 略　046

PD　039
PIPC 略　052
PIPC/TAZ 略　060
PK　039
PK/PDパラメータ　040
PK/PD理論　039
PM　138
PRSP　026
PZA 略　126
RFP 略　124
SBTPC 略　054
SFTSウイルス　025
SIRS　152
SM 略　082
ST　118
ST合剤　035
TAM　039
TBPM-PI 略　076
TDM　031, 041
TEIC 略　108
TGC 略　114
Time above MIC　040
VACV　140
VCM 略　104, 106
VRCZ 略　134
VRE　026

あ

アザクタム 商　078
アシクロビル 商　141
アジスロマイシン 般　094
アシネトバクター属　022

アズトレオナム 般 **078**
アスペルギルス属 **024**
アネメトロ 商 **120**
アベロックス 商 **101, 103**
アミカシン 般 **088**
アミカシン硫酸塩 商 **088**
アミノグリコシド系薬 **031**
アムビゾーム 商 **130**
アムホテリシンB 般 **130**
アモキシシリン 般 **050**
アモキシシリン・
　クラブラン酸 般 **058**
アルベカシン 般 **090**
アンピシリン 般 **048**
アンピシリン・
　スルバクタム 般 **056**

い

イスコチン 商 **122**
イセパシン 商 **087, 089**
イセパマイシン 般 **087, 089**
イソニアジド 般 **122**
一般細菌 **017**
イトラコナゾール 般
　　　　　　　133, 135
イトリゾール 商 **133, 135**
イナビル 商 **146**
イミペネム・シラスタチン 般
　　　　　　　　　　075
医療・介護関連肺炎 **160**
咽頭感染症 **168**
咽頭結膜炎 **172**
院内肺炎 **160**
インフルエンザ **186**
インフルエンザウイルス
　　　　　　　025

インフルエンザ菌 **022**

う・え

ウイルス **025**
エクサシン 商 **087, 089**
エサンブトール 商 **128**
壊死性筋膜炎 **178**
エタンブトール 般 **128**
エブトール **128**
塩酸バンコマイシン 商
　　　　　　104, 106
エンテロバクター属 **022**
エンベロープ **025**

お

黄色ブドウ球菌 **020**
オーグメンチン 商 **055**
オキサセフェム系薬 **029**
オキサゾリジノン系薬 **034**
オゼックス 商 **103**
オセルタミビル 般 **142**
オメガシン 商 **075**
オラペネム 商 **076**
オルドレブ 商 **116**

か

顎炎 **173**
顎骨周囲の蜂巣炎 **173**
角膜感染症 **172**
カスポファンギン 般 **137**
滑膜炎 **176**
カナマイシン 商 **084**
カナマイシン[内] 般 **084**
化膿性髄膜炎 **156**
化膿性脊椎炎 **176**
化膿性椎体炎 **176**

化膿レンサ球菌 **020**
カプシト **025**
カリニ肺炎 **161**
カルバペネム系薬 **030**
カルベニン 商 **075**
ガレノキサシン 般 **102**
肝炎ウイルス **025**
眼窩蜂巣炎 **172**
眼感染症 **172**
桿菌 **018**
カンサイダス 商 **137**
眼脂 **172**
カンジダ血症 **184**
カンジダ属 **024**
環状ポリペプチド系薬 **034**
関節炎 **176**
感染性心内膜炎 **154**
肝代謝型薬物 **042**
肝胆道系感染症 **164**
眼内感染症 **172**
カンピロバクター属 **022**

き

基質拡張型 β-ラクタマーゼ
　　　　　　　　　026
球菌 **018**
急性下気道感染症 **158**
急性気道感染症 **158**
急性上気道感染症 **158**
急性精巣上体炎 **168**
急性単純性腎盂腎炎 **166**
急性単純性膀胱炎 **166**
キュビシン 商 **110**
狭域ペニシリン系薬 **028**
莢膜 **019**

く

クラバモックス 商 058
クラビット 商 100
クラフォラン 商 069
クラミジア 017, 024
グラム陰性桿菌 018, 022
グラム陰性球菌 018, 021
グラム陰性菌 018
グラム染色法 018
グラム陽性桿菌 018, 021
グラム陽性球菌 018, 020
グラム陽性菌 018
クラリシッド 商 092
クラリス 商 092
クラリスロマイシン 般 092
グリコペプチド系薬 034
グリシルサイクリン系薬 035
クリプトコッカス属 024
クリンダマイシン 般 096
クレアチニンクリアランス 042
グレースビット 商 101, 103
クロストリジウム属 023

け

結核 182
結核菌 023
結膜炎 168
結膜感染症 172
原因療法薬 016
原核生物 017
嫌気性菌 019, 023
ゲンタシン 商 086
ゲンタマイシン 般 086

こ

コアキシン 商 063
コアグラーゼ陰性ブドウ球菌 020
コアグラーゼ陽性ブドウ球菌 020
抗MRSA薬 034
広域ペニシリン系薬 028
抗ウイルス薬 016, 037
好気性菌 019
抗菌スペクトル 027
抗菌薬 016
抗結核薬 036
抗酸菌 023
抗真菌薬 016, 036
合成抗菌薬 016
抗生物質 016
抗微生物薬 016
骨髄炎 176
骨盤内炎症性疾患 168
コリスチン[注] 般 116

さ

細菌性髄膜炎 156
最小発育阻止濃度 027, 039
細胞質 019
細胞質膜 019
細胞壁 019
ザイボックス 商 112
ザナミビル 般 144
サルファ剤 035
サルモネラ属 022
サワシリン 商 050

し

ジェニナック 商 102

シオマリン 商 069
時間依存性 040
歯冠周囲炎 173
子宮頸管炎 168
歯周組織炎 173
ジスロマック 商 094
ジスロマックSR 商 094
歯性感染症 173
シタフロキサシン 般 101, 103
市中肺炎 160
シトロバクター属 022
耳鼻科感染症 171
ジフルカン 商 133, 135
シプロキサン 商 101
シプロフロキサシン 般 101
ジベカシン 般 087, 089
シュードモナス属 022
手術部位感染症 174
腎盂腎炎 166
真核生物 017
真菌 017, 024
深在性真菌症 184
腎排泄型薬物 042

す

水痘ウイルス 025
髄膜炎菌 021
ステノトロホモナス属 022
ストレプトマイシン 般 082
スルタミシリン 般 054
**スルファメトキサゾール・
トリメトプリム** 般 118

せ

性感染症 168

性器クラミジア感染症　**168**
性器ヘルペス　**168**
赤痢菌　**022**
セファゾリン 般　**062**
セファマイシン系薬　**029**
セファメジンα 商　**062**
セファロスポリン系薬　**029**
セファロチン 般　**063**
セフィキシム 般　**073**
セフェピム 般　**070**
セフェム系薬　**029**
セフォゾプラン 般　**071**
セフォタキシム 般　**069**
セフォタックス 商　**069**
セフォチアム 般　**065, 067**
セフォビット 商　**069**
セフォペラジン 般　**069**
セフォペラゾン 般　**069**
セフカペンピボキシル 般
　　　　　073
セフジトレン 般　**072**
セフジニル 般　**073**
セフスパン 商　**073**
セフゾン 商　**073**
セフタジジム 般　**069**
セフチブテン 般　**073**
セフテム 商　**073**
セフテラムピボキシル 般
　　　　　073
セフトリアキソン 般　**068**
セフピロム 商　**071**
セフピロム 般　**071**
セフポドキシム 般　**073**
セフミノクスナトリウム 般
　　　　　065, 067
セフメタゾール 般　**064**

セフメタゾン 商　**064**
セフメノキシム 般　**069**
セラチア属　**022**
セレウス菌　**021**
尖圭コンジローマ　**168**
全身性炎症反応症候群　**152**
全身性真菌症　**184**
繊毛　**019**

そ

ゾシン 商　**060**
ゾビラックス 商　**141**

た

タイガシル 商　**114**
耐性菌　**026**
大腸菌　**022**
タゴシッド 商　**108**
多剤耐性アシネトバクター
　　　　　026
多剤耐性緑膿菌　**026**
多臓器不全　**152**
他のβ-ラクタム系薬　**030**
ダプトマイシン 般　**110**
タミフル 商　**142**
ダラシン 商　**096**
ダラシンS 商　**096**
炭疽菌　**021**

ち

チエナム 商　**075**
チゲサイクリン 般　**114**
腟トリコモナス症　**168**
中耳炎　**171**
腸管感染症　**162**
腸球菌　**020**

つ・て

通性嫌気性菌　**019**
テイコプラニン 般　**108**
デオキシリボ核酸　**017**
適応外使用　**150**
テトラサイクリン系薬　**033**
テビペネム 般　**076**

と

ドキシサイクリン 般　**099**
トスキサシン 商　**103**
トスフロキサシン 般　**103**
トブラシン 商　**087, 089**
トブラマイシン 般　**087, 089**
トミロン 商　**073**
ドリペネム 般　**075**

な

ナイセリア属　**021**
内臓真菌症　**184**
難治性結膜炎　**172**

に・の

ニトロイミダゾール系薬
　　　　　035
日本脳炎ウイルス　**025**
ニューキノロン系薬　**033**
ニューモシスチス肺炎　**161**
尿道炎　**166, 168**
濃度依存性　**040**
ノロウイルス　**025**

は

バークホルディア属　**022**
肺アスペルギルス症　**184**
肺炎　**160**

肺炎桿菌 **022**
肺炎球菌 **020**
敗血症 **152**
肺真菌症 **184**
梅毒 **168**
バカンピシリン 般 **049, 051**
白癬菌 **024**
バクタ 商 **118**
バクテロイデス属 **023**
バクトラミン 商 **118**
麦粒腫 **172**
播種性血管内凝固症候群
152
バシラス属 **021**
パセトシン 商 **050**
発熱性好中球減少症 **180**
バナン 商 **073**
パニペネム・ベタミプロン 般
075
パニマイシン 商 **087, 089**
ハベカシン 商 **090**
バラシクロビル 般 **140**
バルトレックス 商 **140**
ハロスポア 商 **065, 067**
バンコマイシン耐性腸球菌
026
バンコマイシン[注] 般 **104**
バンコマイシン[内] 般 **106**
パンスポリン 商 **065, 067**

ひ

ビアペネム 般 **075**
ビクシリン 商 **048**
非結核性抗酸菌 **023**
非定型細菌 **024**
非定型肺炎 **160**

ヒドラ 商 **122**
皮膚真菌症 **184**
皮膚軟部組織感染症 **178**
ビブラマイシン 商 **099**
ビブリオ属 **022**
ピペラシリン 般 **052**
ピペラシリン・
タゾバクタム 般 **060**
百日咳菌 **022**
表皮ブドウ球菌 **020**
ピラジナミド 般 **126**
ピラマイド 商 **126**
ピロリ菌 **022**

ふ

ファーストシン 商 **071**
ファムシクロビル 般 **141**
ファムビル 商 **141**
ファンガード 商 **136**
ファンギゾン 商 **131**
フィニバックス 商 **075**
ブイフェンド 商 **134**
風疹ウイルス **025**
腹腔内感染症 **164**
複雑性腎盂腎炎 **166**
複雑性膀胱炎 **166**
副鼻腔炎 **171**
腹膜炎 **164**
婦人科感染症 **170**
ブドウ球菌属 **020**
ブドウ糖非発酵グラム陰性
桿菌 **022**
フラジール 商 **120**
フルオロキノロン系薬 **033**
フルコナゾール 般 **133, 135**
フルマリン 商 **066**

プレボテラ属 **023**
フレミング **028**
プロジフ 商 **132**
プロテウス属 **022**
プロテウス・ミラビルス
022
プロビデンシア属 **022**
フロモキセフ 般 **066**
フロモックス 商 **073**
フロリード 商 **133**

へ

ベストコール 商 **069**
ベナンバックス 商 **138**
ペニシリンGカリウム 商
046
ペニシリン系薬 **028**
ペニシリン結合タンパク
028
ペニシリン耐性肺炎球菌
026
ペプチドグリカン **019**
ペプトストレプトコッカス属
023
ヘモフィルス属 **022**
ペラミビル 般 **148**
ヘリコバクター・ピロリ
022
ペングット 商 **049, 051**
ベンジルペニシリン 般 **046**
偏性嫌気性菌 **019**
ペンタミジン 般 **138**
ペントシリン 商 **052**
鞭毛 **019**

ほ

蜂窩織炎 **178**
膀胱炎 **166**
ホスフルコナゾール 般 **132**
ホスホマイシン 般 **080**
ホスホマイシン系薬 **030**
ホスミシン 商 **080**
ホスミシンS 商 **080**
ポリオウイルス **025**
ボリコナゾール 般 **134**
ポリペプチド系薬 **035**

ま

マイコバクテリウム属 **023**
マイコプラズマ **017, 024**
マイコプラズマ・
　ニューモニエ **024**
マキシピーム 商 **070**
マクロライド系薬 **032**
麻疹ウイルス **025**

み

ミカファンギン 般 **136**
ミコナゾール 般 **133**
ミノサイクリン 般 **098**
ミノマイシン 商 **098**

む・め

ムンプスウイルス **025**
メイアクトMS 商 **072**
メイセリン 商 **065, 067**

メタロβ-ラクタマーゼ **026**
メチシリン耐性黄色ブドウ
　球菌 **020, 026**
メトロニダゾール 般 **120**
メロペネム 般 **074**
メロペン 商 **074**

も

モキシフロキサシン 般
101, 103
モダシン 商 **069**
モノバクタム系薬 **030**
モラクセラ・カタラリス
021
モラクセラ属 **021**
モルガネラ属 **022**

や・ゆ

薬物治療モニタリング **041**
ユナシン 商 **054**
ユナシン-S 商 **056**

ら

らい菌 **023**
らせん菌 **018**
ラタモキセフ 般 **069**
ラニナミビル 般 **146**
ラピアクタ 商 **148**

り

リケッチア **017, 024**

リネゾリド 般 **112**
リファジン 商 **124**
リファンピシン 般 **124**
リポソーマル
　アムホテリシンB 般 **130**
リボソーム **019**
流行性角結膜炎 **172**
硫酸ストレプトマイシン 商
082
流涙 **172**
緑色レンサ球菌 **020**
リレンザ 商 **144**
淋菌 **021**
淋菌感染症 **168**
リンコシン 商 **097**
リンコマイシン 般 **097**
リンコマイシン系薬 **032**

る

涙小管炎 **172**
涙嚢炎 **172**
ルリッド 商 **093**

れ・ろ

レジオネラ属 **022**
レスピラトリーキノロン系薬
033
レボフロキサシン 般 **100**
レンサ球菌属 **020**
ロキシスロマイシン 般 **093**
ロセフィン 商 **068**

キャラクター制作　◉ 稲葉 貴洋
カバー・表紙デザイン　◉ 坂 啓典（図工室）

● 著者プロフィール

黒山 政一 （くろやま まさかず）　　　北里大学東病院　薬剤部長／薬剤師／医学博士

1976年，東京薬科大学薬学部を卒業し，北里大学病院薬剤部に入職．1991年，医学博士号を取得．2003年，北里大学東病院薬剤部長，現在に至る．

主な著書・編集書：「違いがわかる！同種・同効薬」「続」「続々」南江堂，2010，2013，2016年（編著），「感染症薬物療法トレーニングブック」じほう，2013年（編著），「初めの一歩は絵で学ぶ薬理学」じほう，2014年（共著），「同効薬比較ガイドⅠ」「Ⅱ」じほう，2014，2015年（編著）など多数．

小原 美江 （こはら はるえ）　　　北里大学東病院　薬剤部／薬剤師

1998年，北里大学大学院薬学研究科修士課程を修了し，北里大学東病院薬剤部に入職．現在に至る．

主な著書：「ひと目でわかる同効薬比較表」じほう，2009年（分担執筆），「同効薬比較ガイドⅡ」じほう，2015年（分担執筆）

村木 優一 （むらき ゆういち）　　　京都薬科大学 臨床薬剤疫学分野　教授／薬剤師／医学博士

1999年，京都薬科大学薬学部を卒業，2001年，同大修士課程を修了し，三重大学医学部附属病院薬剤部に入職．2010年，医学博士号を取得．2011年米国留学後，2013年より副薬剤部長．2017年，京都薬科大学薬学部　臨床薬剤疫学分野　教授に着任．現在に至る．

主な著書・編集書：「即引き！薬の必須検査値チェックブック」南江堂，2017年（編著），「すべての医療機関で役立つ抗菌薬耐性対策サーベイランス必読ガイド」じほう，2016年（編著），「感染症薬物療法トレーニングブック」じほう，2013年（編著）など多数．

● 参考図書

- ・「日本語版 サンフォード感染症治療ガイド2017（第47版）」菊池賢，橋本正良監修，ライフサイエンス出版，2017
- ・「JAID/JSC感染症治療ガイド2014」JAID/JSC感染症治療ガイド・ガイドライン作成委員会編集，ライフ・サイエンス出版，2014
- ・「薬剤師のための感染制御マニュアル　第4版」日本病院薬剤師会監修，薬事日報社，2017
- ・「標準微生物学　第12版」中込治，神谷茂編集，医学書院，2015
- ・「本当に使える！抗菌薬の選び方・使い方ハンドブック」戸塚恭一編集，羊土社，2013
- ・「抗菌薬コンサルトブック」滝久司ほか編集，南江堂，2015
- ・「ねころんで読める抗菌薬」矢野邦夫著，メディカ出版，2014
- ・「薬がみえる vol.3」医療情報科学研究所編集，メディックメディア，2016
- ・「抗菌薬TDMガイドライン　改訂版」抗菌薬TDMガイドライン作成委員会編集，日本化学療法学会，2016
- ・「グッドマン・ギルマン薬理書・第12版―薬物療法の基礎と臨床―」高折修二ほか監訳，廣川書店，2013
- ・「第3版　臨床薬物動態学　薬物治療の適正化のために」緒方宏泰編著，丸善出版，2015
- ・「実践　妊娠と薬　第2版」林昌洋ほか編集，じほう，2010
- ・「薬物治療コンサルテーション　妊娠と授乳　第2版」伊藤真也，村島温子編集，南山堂，2014
- ・「腎機能別薬剤投与量 POCKET BOOK」秋澤忠男，平田純生監修，じほう，2016

キャラ勉！抗菌薬データ

2017 年 10 月 20 日　第 1 刷発行	著　者	黒山政一，小原美江，村木優一	
2021 年 3 月 25 日　第 4 刷発行	発行人	一戸裕子	
	発行所	株式会社 羊 土 社	
		〒 101-0052	
		東京都千代田区神田小川町 2-5-1	
		TEL　　03（5282）1211	
		FAX　　03（5282）1212	
		E-mail　eigyo@yodosha.co.jp	
ⓒ YODOSHA CO., LTD. 2017		URL　　www.yodosha.co.jp/	
Printed in Japan	制　作	株式会社 ビーコムプラス	
ISBN978-4-7581-1816-3	印刷所	株式会社 日経印刷	

本書に掲載する著作物の複製権，上映権，譲渡権，公衆送信権（送信可能化権を含む）は（株）羊土社が保有します．
本書を無断で複製する行為（コピー，スキャン，デジタルデータ化など）は，著作権法上での限られた例外（「私的使用の
ための複製」など）を除き禁じられています．研究活動，診療を含み業務上使用する目的で上記の行為を行うことは大学，
病院，企業などにおける内部的な利用であっても，私的使用には該当せず，違法です．また私的使用のためであっても，代
行業者等の第三者に依頼して上記の行為を行うことは違法となります．

JCOPY ＜（社）出版者著作権管理機構　委託出版物＞
本書の無断複写は著作権法上での例外を除き禁じられています．複写される場合は，そのつど事前に，（社）出版者著作権
管理機構（TEL 03-5244-5088, FAX 03-5244-5089, e-mail：info@jcopy.or.jp）の許諾を得てください．

乱丁，落丁，印刷の不具合はお取り替えいたします．小社までご連絡ください．

羊土社おすすめ書籍

ぜんぶ絵で見る 医療統計
身につく！研究手法と分析力

比江島欣慎／著

まるで「図鑑」な楽しい紙面と「理解」優先の端的な説明で，医学・看護研究に必要な統計思考が"見る見る"わかる．臨床研究はガチャを回すがごとし…？！統計嫌い克服はガチャのイラストが目印の本書におまかせ！

■ 定価（本体2,600円＋税）　■ A5判　■ 178頁　■ ISBN 978-4-7581-1807-1

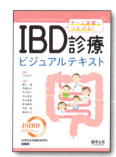

チーム医療につなげる！ IBD診療ビジュアルテキスト

日比紀文／監　横山 薫，ほか／編

IBD診療に携わるメディカルスタッフ・医師は必読の学会推薦テキスト！IBDの基礎知識や，外科・内科治療はもちろん，みんなが悩む食事・栄養療法，女性や小児の診方とサポートまで，豊富な図表でやさしく解説！

■ 定価（本体4,000円＋税）　■ B5判　■ 287頁　■ ISBN 978-4-7581-1063-1

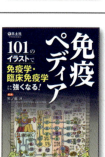

免疫ペディア
101のイラストで免疫学・臨床免疫学に強くなる！

熊ノ郷 淳／編

複雑な免疫学を体系的に解説！ビジュアライズされた紙面と豊富なイラストですぐに理解！免疫学の基礎から，がん免疫・腸内細菌など注目の話題までしっかり網羅！河本宏先生描下ろしイラストの表紙が目印です．

■ 定価（本体5,700円＋税）　■ B5判　■ 317頁　■ ISBN 978-4-7581-2080-7

発行　羊土社 YODOSHA　〒101-0052 東京都千代田区神田小川町2-5-1　TEL 03(5282)1211　FAX 03(5282)1212
E-mail：eigyo@yodosha.co.jp
URL：www.yodosha.co.jp/

ご注文は最寄りの書店，または小社営業部まで

羊土社おすすめ書籍

納得！実践シリーズ

ICU看護パーフェクト

医師の指示の根拠も、今すぐ使える
ケアのテクニックも1冊ですべて解決！

清水敬樹，村木京子／編

ICU看護に必要な知識・技術を見開き完結で完全網羅！「感染管理はどうする？」「ドレーンの排液はこれでOK?」など、日頃の疑問が1冊で全て解決！ケアの根拠を納得して、自信をもって実践できます！

■ 定価（本体4,500円＋税） ■ B5変型判 ■ 326頁 ■ ISBN 978-4-7581-0968-0

リウマチ看護パーフェクトマニュアル

正しい知識を理解して効果的なトータルケアができる！

村澤 章，元木絵美／編

リウマチ看護に必須の知識がわかり自信をもってケアできる1冊！治療とケアの関係、フットケアなどの身につけたい技術、ケーススタディでわかる患者指導など、疾患をイメージしながら実践できる充実した内容です。

■ 定価（本体4,000円＋税） ■ B5変型判 ■ 287頁 ■ ISBN 978-4-7581-0969-7

Q&Aと症例でわかる！摂食・嚥下障害ケア

藤島一郎，谷口 洋，藤森まり子，白坂誉子／編

「むせる患者さんへの対応は？」「絶食からの経口摂取のはじめ方は？」などベッドサイドの疑問から、効果的なリハビリ方法、ケアのコツまでエキスパートが教えます。症例に沿ったケアの実際も多数収録。

■ 定価（本体3,300円＋税） ■ B5変型判 ■ 342頁 ■ ISBN 978-4-7581-0970-3

発行 羊土社 YODOSHA
〒101-0052 東京都千代田区神田小川町2-5-1　TEL 03(5282)1211　FAX 03(5282)1212
E-mail：eigyo@yodosha.co.jp
URL：www.yodosha.co.jp/

ご注文は最寄りの書店、または小社営業部まで

羊土社おすすめ書籍

絶対わかる 抗菌薬はじめの一歩
一目でわかる重要ポイントと演習問題で使い方の基本をマスター

矢野晴美／著

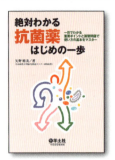

「抗菌薬は覚えることが多すぎる…」とお悩みの研修医の方，必読！必須知識を超厳選，ポイントが一目でわかるからみるみる理解が深まり，演習問題で応用力も鍛えられる！妊婦への投与など，臨床で役立つ付録表付き！

■ 定価（本体 3,300円＋税）　■ A5判　■ 207頁　■ ISBN 978-4-7581-0686-3

抗菌薬ドリル
感染症診療に強くなる問題集

羽田野義郎／編

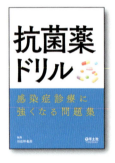

感染症の診断や抗菌薬の選び方・やめ方，アレルギー，感染対策など，感染症診療の基盤になる考え方が問題を解きながら楽しく身につく！やる気をなくすほど難しくはなく，笑い飛ばせるほど簡単じゃない，珠玉の73問に挑戦しよう！

■ 定価（本体 3,600円＋税）　■ B5判　■ 182頁　■ ISBN 978-4-7581-1844-6

抗菌薬ドリル 実践編
臨床現場で必要な力が試される
感染症の「リアル」問題集

羽田野義郎／編

大好評の「抗菌薬ドリル」，第2弾！今回は肺炎，尿路感染症，小児の感染症診療など，実際に出会う疾患・シーン別の考え方を学べる問題を収録．解けば解くほど現場感覚が身につく78問に挑戦しよう！

■ 定価（本体 3,600円＋税）　■ B5判　■ 245頁　■ ISBN 978-4-7581-1866-8

発行　羊土社 YODOSHA　〒101-0052 東京都千代田区神田小川町2-5-1　TEL 03(5282)1211　FAX 03(5282)1212
E-mail：eigyo@yodosha.co.jp
URL：www.yodosha.co.jp／

ご注文は最寄りの書店，または小社営業部まで